Zu dick? Auch Sie können abnehmen!

Monika Lewandowski

Zu dick? Auch Sie können abnehmen!

Mit Genuss und Erfolg, aber ohne Diät

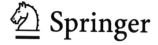 Springer

Monika Lewandowski
Berlin, Deutschland

ISBN 978-3-662-61985-8   ISBN 978-3-662-61986-5   (eBook)
https://doi.org/10.1007/978-3-662-61986-5

Die Deutsche Nationalbibliothek verzeichnet diese Publikation in der Deutschen Nationalbibliografie; detaillierte bibliografische Daten sind im Internet über http://dnb.d-nb.de abrufbar.

Foto Umschlag: © sophiegut/stock.adobe.com

Planung/Lektorat: Ulrike Hartmann
Springer ist ein Imprint der eingetragenen Gesellschaft Springer-Verlag GmbH, DE und ist ein Teil von Springer Nature.
Die Anschrift der Gesellschaft ist: Heidelberger Platz 3, 14197 Berlin, Germany

Vorwort

Ich wünschte, ich wär schlank...

Wünsche haben Kraft. Jede Lebensveränderung beginnt mit dem Wünschen: „Ich will meine Extrakilos loswerden, ich möchte nicht länger übergewichtig sein. Ich möchte mich wieder besser bewegen können, ich will wieder gesund werden, ich möchte wieder Leichtigkeit in meinem Leben spüren, tolle Kleider kaufen, das Leben genießen, ich möchte endlich wieder ich werden, so wie ich mich als mein ideales Selbst sehe."

Der Wunsch schlank zu sein bedeutet für Sie mehr als nur Gewicht zu verlieren. Ihr ganzes Leben soll sich mit der neuen Leichtigkeit zum Besseren wenden. Ihren ersten Schritt auf dem Weg zu Ihrem schlankeren, leichteren Ich haben Sie längst gemacht: Sie spüren den starken Wunsch in sich, etwas zu verändern und es endlich anzugehen, und Sie haben dieses Buch gekauft. Es soll Ihnen Anleitung, Inspiration und Wegbegleiter auf Ihrem Weg zu Ihrem idealen Selbst sein. Es soll Sie motivieren, Ihr persönliches Projekt in Angriff zu nehmen, es soll Sie nicht alleine lassen, wenn Durststrecken zu überwinden sind, und es soll Ihr Arbeitsbuch werden, das Ihren Weg zum Wunschgewicht begleitet und Ihre Erfolge und Etappensiege dokumentiert.

Hartnäckige Extrakilos loswerden oder handfestes Übergewicht abbauen, das ist nur ein Teil des Programms; Sie sollen auch ein neues Lebensgefühl entwickeln. Denn nur, wenn Sie sich in Ihrem neuen, schlankeren Selbst auch zu Hause fühlen, werden Sie auch dauerhaft schlank bleiben.

Mit diesem Ratgeber halten Sie kein übliches Diätbuch in Händen, von denen vielleicht schon einige verstaubt in Ihrem Bücherregal stehen. Eine kleine Diät reicht vielleicht um ein, zwei Feiertagskilos loszuwerden; doch über längere Zeit Kilo für Kilo abzubauen und dabei noch gute Laune zu behalten, das kann ein reines Diätprogramm nicht leisten. Hier muss schon ein Erfolgsprojekt ins Leben gerufen werden, Ihre persönliche „Mission Possible".

Natürlich starten wir erstmal mit einem Info-Teil. Sie müssen ja wissen, wo Sie stehen, in welcher Gewichtsklasse Sie aktuell spielen und wo Sie hin müssen. Ich werde Sie über die Ursachen von Übergewicht und Fettleibigkeit aufklären und die gesundheitlichen Auswirkungen darstellen. Ein neugewonnenes leichtes Lebensgefühl ist sicher das, was die meisten nach einer Gewichtsabnahme am meisten genießen, doch das Wichtigste ist und bleibt die wieder gewonnene oder deutlich verbesserte Gesundheit. Dann noch ein kleiner Exkurs zu den Kalorien und schon geht's mit der Praxis los!

Eine dauerhafte Gewichtsabnahme ist immer ein Projekt, und wenn Sie sogar im zweistelligen Bereich zugelegt haben, haben Sie ein Mammutprojekt vor sich. Sie und ich entwickeln gemeinsam ein individuell auf Ihr Gewichtsproblem zugeschnittenes Projektmanagement und gehen es an. Um die Bestandsaufnahme der „nackten Tatsachen" kommen Sie auch bei mir nicht herum, doch dann wird gemeinsam „in die Hände gespuckt" für die Arbeit am schlankeren Selbst. Vom „anders essen", sich „schlank trinken", dem Entschärfen von Kalorienbomben bis zur Küchenentrümpelung ist Vieles im Programm. Aber auf das Wichtigste wird nicht verzichtet: den Genuss am Essen. Deshalb gibt es für Sie auch keine Verbote. Essen Sie niemals etwas, was Ihnen nicht schmeckt: Diese Kalorien können Sie sich auf jeden Fall einsparen.

Ihren Erfolg beim Abnehmen werden Sie als „Lebensleistung" in einem Erfolgstagebuch Schritt-für-Schritt dokumentieren. Damit haben Sie neben mir einen treuen Begleiter an der Hand, der Sie an das bereits Geleistete erinnert, wenn es Durststrecken hinzunehmen heißt oder es Rückschläge zu überwinden und trotzdem wieder auf die Erfolgsspur einzuscheren gilt.

Ich werde Ihnen helfen, psychologische Blockaden, die der Gewichtsabnahme entgegenstehen, aufzulösen und Ihnen wirksame Konzepte zur Änderung der Lebensführung vorstellen. Dies geht von Motivationsunterstützung zur Ernährungsumstellung, über das Loslassen von Dingen und Denkmustern, bis hin zu gelenkschonender Bewegung. Hier wird für jeden Betroffenen etwas dabei sein, was er direkt umsetzen möchte und was keine Überwindung kostet. Es gibt mehr schöne Sachen als Sie denken, die Sie bei der Gewichtsabnahme unterstützen. Selbst das Entrümpeln der Wohnung kann zu Gewichtsverlust führen und Ihnen gleichzeitig ein schönes, entspanntes Zuhause für das neue schlanke Leben schaffen.

Doch was ist, wenn das alles nicht reicht? Ja, dann gibt es ja noch die Operationen an Magen und Darm. Magenverkleinerung funktioniert, das wissen wir ja alle, seit berühmte Persönlichkeiten aus Sport und Politik damit effektiv abgenommen haben. Operationen bei stark Übergewichtigen sind aber immer mit Risiken verbunden, und ich rate erstmal auf natürlichem Wege abzunehmen. Doch wenn Sie sich schon länger die Frage stellen: „Wäre das was für mich?" finden Sie die Infos dazu in einem eigenen Kapitel.

Dauerhaft abnehmen mit Genuss und Erfolg – das wird mit meinem Ratgeber gelingen. Und jetzt viel Spaß!

Berlin   Dr. Monika Lewandowski
im Juni 2020

Wichtiger Hinweis für die Leserinnen und Leser

Übergewicht und Fettleibigkeit sind ein Gesundheitsrisiko. Einige Übergewichtige und Fettleibige haben schon Erkrankungen, von denen sie gar nichts wissen. Sie sollten sich daher unbedingt von Ihrem Hausarzt durchchecken und persönlich beraten lassen, wenn Sie vorhaben, mit einer Ernährungsumstellung, Diät oder einem Bewegungsprogramm zu beginnen. Dieser Ratgeber kann keinen persönlichen, kompetenten ärztlichen Rat oder Arztbesuch ersetzen und ist kein Ersatz für eine Therapie.

Die Ideen, Methoden und Anregungen in diesem Buch stellen die Meinung und Erfahrung der Autorin dar. Der Leser dieses Buches darf darauf vertrauen, dass die Autorin große Sorgfalt darauf verwendet hat, alle in diesem Werk angegebenen Dosierungen, Ratschläge und Empfehlungen zu prüfen. Irrtümer und Fehler sind jedoch nicht ausgeschlossen. Die Autorin kann keinerlei Gewährleistungen, Garantien und Verpflichtungen dafür übernehmen, dass alle Angaben zu jeder Zeit vollständig, richtig und in letzter Aktualität dargestellt sind.

Das Buch soll den Leser in erster Linie motivieren sein Übergewicht abzubauen, Hinweise geben, wie er es angehen kann und ihn mental dabei unterstützen. Jeder Leser ist aber für sein Tun und Lassen auch weiterhin selbst verantwortlich. Die Anwendung der Ratschläge erfolgt nach eigenem Ermessen und auf eigene Verantwortung des Lesers. Die Ratschläge sind nur allgemeiner Natur. Wenn Sie individuelle Fragen oder Gesundheitsprobleme haben, müssen Sie sich zusätzlich fachlich kompetent beraten lassen.

Eine Haftung der Autorin für etwaige Schäden jeglicher Art (z. B. Personen-, Sach- und Vermögensschäden), die durch die Nutzung dieses Buches oder die Anwendung der Tipps entstehen, ist ausgeschlossen.

Inhaltsverzeichnis

Über die Autorin

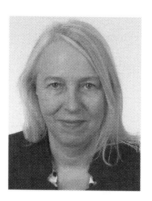

Dr. med. Monika Lewandowski Von 1987–1989 wissenschaftliche Mitarbeiterin im Fachbereich Anästhesiologie und operative Intensivmedizin an der Universitätsklinik Düsseldorf und der Universitätsklinik der Freien Universität Berlin.

1990–2005 Mitarbeit an wissenschaftlichen Forschungsprojekten mit den Schwerpunkten exhaliertes Stickstoffmonoxid und Nasennebenhöhlen.

Autorin von wissenschaftlichen Buch- und Zeitschriftenbeiträgen zu den Themen maschinelle Ventilation, Stickstoffmonoxid, sowie der Anästhesie und Intensivtherapie von übergewichtigen und fettleibigen Patienten.

1

Mission Gewichtsabnahme

Inhaltsverzeichnis

> *Zu dick? Nur ein paar Kilo oder müssen Sie die Kleidung schon im XXL-Shop kaufen? Ob Sie endlich die ungeliebten Kilos, die schon seit Jahren an den Hüften kleben, loswerden wollen oder im ganz großen Stil abnehmen wollen oder müssen, weil das Übergewicht auf Körper und Seele drückt – ich helfe Ihnen dabei. Wir planen gemeinsam Ihre „Mission Gewichtsabnahme". Dabei sind nur Sie wichtig! Sie allein treffen hier die Entscheidung, ab jetzt ein neues, schlankeres Leben zu führen. Mit einem guten Plan, Ihrer Begeisterung beim Mitmachen und einem individuellen Tagebuch, das Ihre Erfolge und schönen Augenblicke festhält, werden wir gemeinsam Ihre Extrakilos nach und nach abbauen.*

1.1 Starten Sie Ihre „Mission Possible"

Zu dick? Fühlen Sie sich angesprochen? Zwei knappe Worte, die es in sich haben. Die Kleidergrößen steigen schleichend; die magische Grenze zur Übergröße rückt immer näher oder ist sogar schon überschritten.

© Der/die Herausgeber bzw. der/die Autor(en), exklusiv lizenziert durch Springer-Verlag GmbH, DE, ein Teil von Springer Nature 2020
M. Lewandowski, *Zu dick? Auch Sie können abnehmen!*,
https://doi.org/10.1007/978-3-662-61986-5_1

Sie glauben, dass Ihre Mission Gewichtsabnahme in einer „Mission Impossible" endet? Bei Ihnen funktioniert kein Abnehmprogramm, schon gar nicht eine handfeste Mission? Folgen Sie mir, ich verspreche Ihnen, es wird spannend, es gibt Action und Unvorhergesehenes und so wie im gleichnamigen Film wird auch diese, Ihre vermeintliche „Mission Impossible" gut ausgehen, und Sie werden am Ende die Heldin oder der Held sein. Gemeinsam schaffen wir das, egal wie groß und anspruchsvoll die Herausforderungen auch werden!

Übergewicht kann das Lebensgefühl ganz schön beeinträchtigen. Das fängt schon in der erbarmungslosen Umkleidekabine an, in der Sie eine ganze Batterie von Bikinis anprobieren um verzweifelt den einen zu finden, mit dem man sich am Strand sehen lassen kann. Es muss was passieren. Doch was? Aufstöhnend verlassen wir die Umkleidekabine – „es war wieder nichts dabei für mich". Sie spüren eine innere Unruhe, die Sie diesmal in die Buchhandlung geführt hat, und Sie haben diesen Ratgeber entdeckt. Großartig! Jeder Abnehmwillige kann mit diesem Rundumpaket seine Extrakilos loswerden.

Ich wiege viel zu viel!

Doch was tun, wenn es bei Ihnen gar nicht mehr um ein „paar Kilos" geht? Sie sind nicht ein bisschen dick. Nicht nur ein, zwei Kleidergrößen zu viel – nein, richtig zu dick, vielleicht sogar fettleibig. Es ist gar nicht so leicht, sich das einzugestehen. Wie oft haben Sie sich eingeredet, dass es ja noch geht mit dem Gewicht…, andere noch dicker sind…, Sie sich wohl fühlen in Ihrem Körper. Doch dann kam dieser Tag, da mussten Sie der Wahrheit ins Auge sehen. Sie sind morgens auf die Waage gestiegen, und der Zeiger hat die magischen 100 kg überschritten. Sie haben im Kaufhaus kein passendes, schickes Kleidungsstück in Ihrer Größe mehr gefunden. Ihr Arzt hat Ihnen mit ernster Miene verkündet, dass Sie durch Ihr Übergewicht krank geworden sind. Sie sollen jetzt täglich Medikamente nehmen. Gegen erhöhten Blutzucker, erhöhte Blutfette, erhöhten Blutdruck… Ihr Partner möchte nicht mehr gerne mit Ihnen in einem Zimmer schlafen, weil Sie stark schnarchen, unruhig schlafen, ja sogar des Nachts Atemaussetzer haben. Sie selbst sind tagsüber müde, beginnen den Tag erschöpft, kommen bei der leichtesten Anstrengung aus der Puste. Nachdem Sie Jahre lang Ihr Übergewicht als Genießer guten Essens abgetan haben, geht jetzt nichts mehr. Sie wollen, ja, Sie müssen endlich abnehmen. Keine Diskussion mehr, ziehen Sie die Notbremse!

Übung – Warum wollen Sie abnehmen?

Machen Sie jetzt die folgende Übung „Warum will ich abnehmen?". Sie halten nicht viel von solchen Übungen? Sie wollen den Text erstmal nur lesen, ohne die Anweisungen aktiv durchzuführen? Nein, alle Übungen aus diesem Buch bauen aufeinander auf und sind ganz leicht durchzuführen. Sie können diese Übung auf der Stelle machen, einfach das Buch kurz sinken lassen, sich zurücklehnen und die Augen schließen – und los geht's: Nehmen Sie eine bequeme, entspannte Haltung im Sitzen oder Liegen ein. Schließen Sie die Augen. Atmen Sie dreimal tief durch und lassen Sie dann für ein paar Atemzüge den Atem frei fließen. Lenken Sie jetzt die Gedanken auf Ihr Übergewicht. Beobachten Sie, welche Gedanken und Gefühle dazu in Ihnen hochkommen. Verweilen Sie einige Zeit bei diesen Gedanken und Gefühlen. Atmen Sie ein paar Mal tief durch und öffnen Sie wieder Ihre Augen.

Haben Sie sich schon einmal mit einer Gewichtsabnahme beschäftigt?
Vielleicht haben Sie mit dieser Übung überhaupt das erste Mal darüber nachgedacht, warum Sie eigentlich abnehmen wollen. Vielleicht sind Ihnen auch Gedanken darüber in den Kopf geschossen, warum Sie sich noch nicht ernsthaft mit dem Projekt Gewichtsabnahme beschäftigt haben. Ist es bisher bei ein paar halbherzigen Versuchen geblieben? Sind Sie noch in einer Spirale der Passivität und des Scheiterns gefangen? Hier müssen Sie raus. Zunächst dürfen Sie sich nicht jeden Tag mit dem ganz großen, noch weit entfernten Ziel befassen. Im Kapitel „Das Ziel ins Visier nehmen" werden Sie lernen, genau zu formulieren, wo Sie hinwollen und einen Plan aufstellen, wie Sie das Ziel erreichen. Dabei werden Sie zwar das ersehnte Ziel anvisieren, aber entspannt bleiben und Ihren Plan in kleinen Schritten, die Sie nicht überfordern, umsetzen. Statt dem großen Ziel werden Sie immer nur den nächsten, überschaubaren Schritt ins Auge fassen. Sie müssen eine große Portion Lockerheit erwerben und sich auf Ihr Tun heute, im Hier und Jetzt fokussieren. Sie sollen sich schließlich aufs Abnehmen freuen und es gerne tun! Ja, und Sie sollen auch Spaß haben. Wir werden uns gemeinsam Etappenziele setzen, die für Sie ohne große Gewaltanstrengung erreichbar sind und die Ihnen viele kleine Erfolgserlebnisse bescheren werden. Was Sie tun müssen, ist, sich ganz und gar aufs Abnehmen zu konzentrieren und sich dann Schritt für Schritt auf den Weg machen. Jeder Schritt zählt und bringt Sie ihrem Ziel näher.

Jeder Tag ist für ihr Projekt ein neuer Tag
Nehmen Sie nur diesen ins Visier. Konzentrieren Sie sich nur auf diesen einen Tag. Denken Sie nicht an morgen oder an das Wochenende, an dem

Sie dann „richtig" loslegen wollen. Es wird auch Tage geben, an denen es nicht läuft. Diese Tage gilt es entspannt hinzunehmen und am nächsten Tag die Spur wieder aufzunehmen. Sie werden sich bald an jedem neuen Morgen freuen, weil er ein unbeschriebenes Blatt ist, den Sie immer wieder zu Ihrem ganz persönlichen Tag für Ihr schlankeres Ich machen können. Indem Sie sich ganz auf das Hier und Heute konzentrieren und sich nicht von über-mächtigen Erwartungen drängen lassen, befreien Sie sich von innerem Druck und finden zu einer entspannten Haltung.

1.3   Fangen Sie sofort an: Ihr Erfolgstagebuch

Abnehmen ist ein Projekt, das Ihre aktive Teilnahme erfordert. Nur über das Abnehmen lesen, davon ist noch keiner leichter geworden. Sie müssen jetzt jeden Tag mitmachen und sich anstrengen, um Ihr Projekt zum Erfolg zu führen.

Den ersten Schritt in Ihr schlankeres Leben müssen Sie noch heute gehen, er wird Sie in ein Schreibwarengeschäft führen. Hier suchen Sie sich ein besonderes Notizbuch aus, **IHR ERFOLGSTAGEBUCH.** Wählen sie ein Exemplar aus, das Sie besonders anspricht. Suchen Sie es sorgfältig aus, es muss Spaß machen, damit zu arbeiten. Nehmen Sie etwas, was Ihr Auge erfreut und nicht zu klein oder zu dünn ist. 80–100 Seiten sollte es schon haben; Sie werden viel hineinschreiben und auch Bilder einkleben. Immer wenn Sie den Kasten „Erfolgstagebuch" im Text sehen, werde ich Sie auffordern, etwas in Ihr Erfolgstagebuch einzutragen. Bitte tun Sie dies auch! Es ist wichtig für den Erfolg dieses Programms. Sie werden mit Ihrem Erfolgstagebuch

* Ihren Jetzt-Zustand dokumentieren
* Ihre Ziele formulieren
* Ihr Projekt „Gewichtsabnahme" planen und protokollieren
* Regelmäßig Boxenstopp machen und den Zwischenstand festhalten
* Ihre Gewohnheiten und Vorlieben beschreiben
* Berichten, was sich Neues in Ihrem Leben ergeben hat
* Aufschreiben, wie Sie sich während des Projekts fühlen und was sich verändert
* Ideen sammeln, z. B. für neue Rezepte oder auch, was Sie machen können, wenn der Heißhunger kommt
* Schöne Augenblicke festhalten
* Übungen aufschreiben, die Ihr Selbstwertgefühl steigern
* Ein Erinnerungsbuch für Ihr ganzes Leben anlegen
* Ihre Erfolge feiern

Wenn es mal nicht so gut läuft, können Sie dort nachlesen, was Sie schon alles geschafft haben und sich wieder neu motivieren. Ihr Erfolgstagebuch wird Sie ab jetzt lange begleiten.

Erfolgstagebuch

Nehmen Sie nun Ihr Erfolgstagebuch in die Hand und schreiben Sie Ihren Namen und das Datum auf die erste Seite – Ihr Startschuss in ein leichteres Leben.

Notieren Sie als erstes kurz Ihre Gedanken unter der Überschrift „Warum will ich abnehmen?" Sie haben doch die kleine Übung schon gemacht? Vergessen Sie nicht, jeden neuen Eintrag in Ihr Erfolgstagebuch mit Datum zu versehen.

Sie können ab jetzt jeden Tag oder jede Woche etwas hineinschreiben. Wie Sie sich fühlen, was gut gelungen ist, was Spaß macht und was nicht so. Sie können auch malen oder zeichnen. Suchen Sie inspirierende Bilder, die Sie in Ihr Tagebuch kleben. Vielleicht Fotos von schönen Landschaften, die zum Betrachten und Meditieren anregen. Kleben Sie ruhig auch schöne Bilder von sich ein, damit Sie sehen, wie sich Ihr Körper im Laufe des Abnehmprojekts verändert. Machen Sie etwas ganz Persönliches aus Ihrem Buch.

2

Übergewicht – Was Sie wissen müssen

Inhaltsverzeichnis

Übergewicht, Adipositas, Fettleibigkeit Grad I-III, Body-Mass-Index... ganz ohne Infos geht es nicht! Zuerst müssen Sie ja wissen, in welcher Gewichtsklasse Sie überhaupt spielen. Dass Übergewicht auf Dauer nicht gesund ist, wissen Sie ja bestimmt schon. Doch wissen Sie auch, welche Krankheiten da lauern? Ja, und dann die Fragen nach dem Warum. Warum bin ich eigentlich so dick geworden – ist das alles meine Schuld? Und warum helfen Diäten nicht auf Dauer? Kalorien, was ist das eigentlich und was muss ich darüber wissen? Antworten auf diese Fragen und noch viel mehr finden Sie hier im Info-Teil.

© Der/die Herausgeber bzw. der/die Autor(en), exklusiv lizenziert durch Springer-Verlag GmbH, DE, ein Teil von Springer Nature 2020
M. Lewandowski, *Zu dick? Auch Sie können abnehmen!*,
https://doi.org/10.1007/978-3-662-61986-5_2

2.1   Nur übergewichtig oder schon fettleibig?

Gehen Sie in die Fußgängerzonen der Städte. Schauen Sie sich um! Sie sind nicht allein mit Ihrem Übergewicht. Sie teilen dieses Schicksal laut einer Erhebung des Statistischen Bundesamtes aus dem Jahre 2017 mit 62 % der Männer und 43 % der Frauen über 18 Jahren. Vor allem der Anteil der Fettleibigen hat über die Jahre zugenommen. Unglaubliche 18 % der Männer und 14 % der Frauen sind inzwischen in Deutschland fettleibig (GBE-Bund 2017). Viele sind durch das Gewicht in ihrem Alltag äußerst eingeschränkt oder bereits krank geworden.

Sie wollen nicht mehr dazu gehören und Ihr Übergewicht endlich in den Griff bekommen? Dann lassen Sie uns gemeinsam erstmal feststellen, in welcher Gewichtsklasse Sie spielen.

Der Body-Mass-Index
Sie haben bestimmt schon einmal etwas von dem Body-Mass-Index gehört. Oder die Abkürzung BMI ist Ihnen schon mal in einem Buch oder in einer Zeitschrift über den Weg gelaufen. Mit dem BMI können Sie wissenschaftlich exakt ermitteln, ob Sie untergewichtig, normalgewichtig, übergewichtig oder fettleibig sind. Übergewicht wird anhand des Body-Mass-Indexes, der auch in seiner Kurzform BMI genannt wird, in Untergruppen eingeteilt (siehe Tab. 2.1). BMI-Werte von 30 oder höher zeigen an, dass eine Fettleibigkeit vorliegt, BMI-Werte von 40 oder höher zeigen die schwerste Form der Fettleibigkeit, die sog. Adipositas per magna an, die extrem gesundheitsschädlich ist.

Sie errechnen Ihren BMI-Wert, indem Sie Ihr Körpergewicht (in Kilogramm) durch die Körpergröße (in Meter) zum Quadrat teilen (WHO 2000):

Tab. 2.1   Die BMI-Klassen und die Häufigkeit des Übergewichts in Deutschland

Gewichtsklasse	Body-Mass-Index (kg/m^2)	Häufigkeit in der Bevölkerung (%)
Normalgewicht	18,5–24,9	40,4 %
Übergewicht (Praeadipositas)	25–29,9	37,4 %
Fettleibigkeit (Adipositas) Untergruppen:	30 oder höher	20,8 %
Fettleibigkeit Grad I	30–34,9	15,1 %
Fettleibigkeit Grad II	35–39,9	4,1 %
Fettleibigkeit Grad III (Adipositas per magna)	40 oder höher	1,5 %

Quelle: Gewichtsklassifikation nach WHO (2000), Häufigkeit lt. Nationale Verzehrsstudie II (NVS 2008)

$$\text{BMI } [\text{kg/m}^2] = \text{Gewicht } [\text{kg}]/(\text{Körpergröße } [\text{m}] \times \text{Körpergröße } [\text{m}])$$

Hier ein Beispiel für eine BMI-Berechnung

Sie wiegen 104 kg und sind 1,70 m groß. Dann rechnen Sie zuerst 1,70 × 1,70 = 2,89. Jetzt teilen Sie Ihre 104 kg Körpergewicht durch diese 2,89. Das ergibt 35,99, aufgerundet 36. Das ist Ihr BMI. Jetzt schauen Sie in der Tab. 2.1 nach, was ein BMI von 36 bedeutet. Sie lesen dort, dass Sie eine Fettleibigkeit Grad II haben. Sie sollten dringend abnehmen!

Die Formel ist Ihnen zu kompliziert? Dann rechnen Sie Ihren BMI doch mit einem kostenlosen BMI-Rechner aus dem Internet aus. Oder noch einfacher, schauen Sie in Tab. 2.2 nach, in welcher Gewichtsklasse Sie spielen. Gehen Sie dazu in die Zeile mit der Körpergröße, die Ihrer am nächsten kommt, schauen Sie Ihr aktuelles Gewicht nach, und lesen Sie ab, ob Sie „nur" übergewichtig oder schon fettleibig sind. Wenn Sie fettleibig sind, dann können Sie in der Tabelle auch den Grad der Fettleibigkeit ablesen.

Der Taillenumfang

Auch die Art, wie das Fett am Körper verteilt ist, sagt etwas über Ihr Gesundheitsrisiko aus. Das Bauchfett ist gefährlicher als die Fettpolster an Oberschenkel oder Hüfte. Hier ist der Body-Mass-Index alleine nicht aussagekräftig.

Tab. 2.2 Wo stehe ich mit meinem Gewicht? Markieren Sie die Zeile mit Ihrer Körpergröße

| Körpergröße ↓ | Normal- gewicht | Über- gewicht | Fettleibigkeit | | |
			Fettleibig Grad I	Fettleibig Grad II	Fettleibig Grad III
1,50 m	42–56 kg	57–67 kg	68–78 kg	79–90 kg	Über 90 kg
1,55 m	45–60 kg	61–72 kg	73–84 kg	85–96 kg	Über 96 kg
1,60 m	48–63 kg	64–76 kg	77–89 kg	90–102 kg	Über 102 kg
1,65 m	51–68 kg	69–81 kg	82–95 kg	96–109 kg	Über 109 kg
1,70 m	54–72 kg	73–86 kg	87–101 kg	102–115 kg	Über 115 kg
1,75 m	57–76 kg	77–91 kg	92–107 kg	108–122 kg	Über 122 kg
1,80 m	60–80 kg	81–97 kg	98–113 kg	114–129 kg	Über 129 kg
1,85 m	64–85 kg	86–102 kg	103–119 kg	120–137 kg	Über 137 kg
1,90 m	67–90 kg	91–108 kg	109–126 kg	127–144 kg	Über 144 kg
1,95 m	71–95 kg	96–114 kg	115–133 kg	134–152 kg	Über 152 kg
2,00 m	74–99 kg	100–119 kg	120–139 kg	140–160 kg	Über 160 kg

Quelle: Eigene Berechnungen nach der BMI-Formel (WHO 2000), Zahlen gerundet

Auch der Taillenumfang spielt eine Rolle. Schon Taillenumfänge ab 80 cm bei Frauen und 94 cm bei Männern werden als zu hoch angesehen. Ein Taillenumfang ab 88 cm bei Frauen und 102 cm bei Männern stellt jedoch ein erhebliches Gesundheitsrisiko für metabolische Komplikationen, wie zum Beispiel erhöhte Blutfette oder eine Zuckerkrankheit, dar (WHO 2000).

> **Wichtig**
>
> Frauen sollten ab einem Taillenumfang von 80 cm und Männer ab einem Taillenumfang von 94 cm nicht mehr an Gewicht zunehmen.
> Ab einem Taillenumfang von 88 cm bei Frauen und 102 cm bei Männern muss dringend abgenommen werden (Lean 1995).

Es wird inzwischen sogar davon ausgegangen, dass der Taillenumfang wichtiger für das Krankheitsrisiko als der Body-Mass-Index ist. Wie Sie sich sicher vorstellen können, gibt es allerdings nicht viele Menschen, die einen Body-Mass-Index über 30 kg/m^2 haben und mit einer schmalen Taille gesegnet sind.

Wie messe ich meinen Taillenumfang? Sie brauchen ein weiches Maßband, das Sie um den Bauch legen können. Solche Maßbänder kann man im Nähbedarf finden. Stellen Sie sich nun entspannt, am besten vor dem Frühstück vor den Spiegel. Der Bauch muss unbekleidet sein. Tasten Sie nun einmal an Ihrer Körperseite. Können Sie den unteren Rippenbogen und Ihren Beckenkamm tasten? Schauen Sie sich dazu Abb. 2.1 an. Wenn

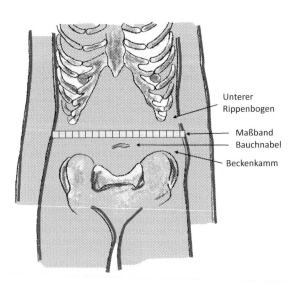

Unterer Rippenbogen

Maßband
Bauchnabel

Beckenkamm

Abb. 2.1   Wie messe ich den Taillenumfang

Sie diese beiden Knochenmarken tasten konnten, legen Sie das Maßband dazwischen waagerecht um den Bauch. Sie konnten nichts tasten? Dann legen Sie das Maßband waagerecht um die dickste Körperstelle, die bei den meisten Menschen etwa 2 cm oberhalb des Bauchnabels liegt. Achten Sie darauf, dass das Band um den gesamten Körperumfang waagerecht angelegt ist und nicht hinten nach oben oder unten verrutscht ist. Jetzt entspannt atmen, dann normal ausatmen und nun messen. Und? Prüfen Sie nochmal die Lage des Maßbandes und machen Sie eine zweite Kontrollmessung. Geschafft! Wie sieht's aus? Stehen auch hier die Zeichen auf Abnehmen?

Warum ich Ihnen die Bedeutung dieser Messwerte erläutere? Es ist Ihnen ja längst klar, dass Sie zu viel Gewicht auf die Waage bringen, da brauchen Sie doch gar nicht nachrechnen. Und eine schmale Taille, ja das lässt Sie nur schmunzeln. Manche können sich wahrscheinlich noch gar nicht vorstellen, wie sie jemals vom Bereich der Fettleibigkeit überhaupt „nur" in den Bereich des Übergewichts vordringen sollen, vom Normalgewicht ganz zu schweigen. Die Einteilung in die einzelnen „Gewichtsklassen" soll Ihnen einen Überblick geben, wo Sie stehen und wo Sie hinwollen. Mit unserem Programm peilen wir schrittweise immer nur das Erreichen der zunächst niedrigeren BMI-Klasse an. Damit ist für Ihre Gesundheit schon ein riesiger Schritt getan. Wenn diese Hürde genommen ist, geht es mit der nächstniedrigeren Gewichtsklasse weiter, bis ein gesundes Wohlfühlgewicht erreicht ist.

2.2   Was Sie über Kalorien wissen müssen

Kalorien, Kilokalorien, Joule, was ist das eigentlich? Das sind Messeinheiten, die den Energiegehalt unseres Essens angeben. Wissenschaftlich korrekt dürften wir hier gar nicht von Kalorien sprechen. Wir müssten lt. Lebensmittel-Informationsverordnung der EU eigentlich die Einheit Joule verwenden. Sie finden diese Angabe auch immer direkt neben den Kalorienangaben auf den Lebensmittelverpackungen. Da die Verbraucher jedoch mit der Angabe der Kalorien besser vertraut sind, wird bei den Nährwertangaben zusätzlich zu den Joule-Angaben immer auch die Kalorienangabe angegeben. Eine Kalorie (cal) entspricht etwa 4,2 Joule (J). Fast alle Nahrungsmittel enthalten aber mehr als 1000 Kalorien. 1000 Kalorien sind 1 Kilokalorie (kcal). Wenn Sie also einmal auf einen Fruchtquarkbecher schauen, steht dort zu lesen:

Durchschnittliche Nährwerte pro 100 g
Energie kJ (kcal): 399 (94)

D. h. im Fruchtquark stecken 94 kcal (Kilokalorien), das sind 94.000 Kalorien. Das entspricht 399 kJ (Kilojoule), was 399.000 J bedeutet. So große Zahlen! Klingt nach einer Menge Energie in unseren Nahrungsmitteln!

> **Bitte beachten Sie**
>
> Im Folgenden schreibe ich der Einfachheit halber immer von Kalorien, obwohl es sich eigentlich um Kilokalorien (abgekürzt kcal) handelt, weil sich das umgangssprachlich so eingebürgert hat.
>
> Im Alltag sagen wir üblicherweise: 100 g vom Quark enthalten 94 Kalorien (kcal) – um bei unserem Fruchtquarkbeispiel zu bleiben. Das werden wir auch in diesem Buch so halten.

Kalorien stecken in fast allem, was Sie so essen. Hauptträger der Kalorien ist das Fett.

* Ein Gramm Fett enthält 9 Kalorien (kcal), d. h. ein Kilo Fett enthält 9000 Kalorien (kcal)
* Ein Gramm Kohlenhydrate enthält 4 Kalorien (kcal)
* Ein Gramm Eiweiß enthält 4 Kalorien (kcal) und
* Ein Gramm Alkohol enthält 7 Kalorien (kcal).

Der Körper bezieht seine Kalorien hauptsächlich aus Fett, das wie Sie wissen, in Butter, Ölen, vielen Süßspeisen und Fleischprodukten steckt und aus Kohlenhydraten, die in großer Menge in Zucker und in Beilagen wie Brot, Kartoffeln, Nudeln und Reis zu finden sind. Eiweiß steckt z. B. in Milchprodukten, Fleisch und Soja und ist wichtig für den Körper, die Muskeln und die inneren Organe. Eine Diät sollte nicht an Eiweiß sparen, sonst kommt es zu Muskelabbau und Schäden an den inneren Organen. Auch ganz ohne Fettzufuhr kann der Mensch nicht leben. Viele Vitamine sind fettlöslich und werden nur zusammen mit Fett überhaupt in den Körper aufgenommen. Auf Kohlenhydrate kann der Mensch am ehesten verzichten, wenn garantiert ist, dass dem Körper ausreichend Fett, Eiweiß, Vitamine, Mineralien und Spurenelemente zugeführt werden (Keenan 2013).

Sie werden im Folgenden „Ihr" Ernährungskonzept für ein schlankeres Leben kennenlernen, das zunächst auf einer gesunden fettarmen und kohlenhydratreduzierten Mischkost aufbaut, in der auch der Genuss nicht zu kurz kommt. Wenn dann Ihr Wunschgewicht erreicht ist, sind mehr

Kalorien erlaubt und das Ernährungskonzept wird an Ihren Bedarf und Ihre Vorlieben angepasst, damit Sie Ihr Wunschgewicht auch beibehalten und nicht wieder zunehmen. Sie werden Ihre neuen Speisen lieben und nicht mehr zu Ihren alten Essgewohnheiten zurückkehren wollen. Sie sind dann mit Lust und Genuss in Ihrem neuen, schlanken Leben angekommen.

2.3 Wie viele Kalorien braucht der Mensch

Wie viele Kalorien braucht der Mensch? Die Antwort ist einfach: Der Mensch braucht genauso viele Kalorien, wie er verbraucht! Einfach, nicht? Damit wird klar: Nimmt der Mensch mehr Kalorien zu sich als er verbraucht, nimmt er zu. Nimmt der Mensch weniger Kalorien zu sich als er verbraucht, nimmt er ab. Was das für Sie bedeutet ist klar: Sie müssen weniger Kalorien zu sich nehmen als Sie verbrauchen um Gewicht zu verlieren.

„Wie viele Kalorien darf ich nun essen? Wenn ich den ganzen Tag faulenze, darf ich dann gar nichts mehr essen?"

Der Kalorienverbrauch des Körpers
Zunächst einmal hat jeder Mensch einen sogenannten Grundumsatz. Das ist der Kalorienverbrauch den Ihr Körper hat, wenn Sie den ganzen Tag nur still im Bett liegen und nichts tun. Es ist die Energiemenge, die Ihr Körper braucht, um seine normalen Körperfunktionen wie z. B. Atmung und Herztätigkeit aufrechtzuerhalten.

Unser täglicher Energieverbrauch liegt natürlich höher, weil wir uns ja den Tag über bewegen oder vielleicht sogar Sport treiben. Er ist abhängig von Geschlecht, Alter, Körpergröße, Gewicht und der körperlichen Aktivität. Kleinere Menschen haben einen niedrigeren Energieverbrauch als normalgroße. Bei großen Menschen liegt der Energieverbrauch entsprechend höher. Mit steigendem Alter sinkt der Energieverbrauch. In Tab. 2.3 ist der Energieverbrauch von erwachsenen Frauen und Männern unterschiedlicher Gewichtsklassen geschätzt. Sie können sich anhand der Tabelle grob einordnen, wenn Sie leichten oder normalen täglichen Aktivitäten nachgehen. Eine genauere Bestimmung Ihres täglichen Energieverbrauchs wäre nur möglich, wenn Sie alles, was Sie am Tag so tun, mit in die Schätzung einbeziehen. Jeder Weg, den Sie zurücklegen, die Hausarbeit, ja selbst Sitzen verbraucht zusätzlich Kalorien. Um Ihren genauen Tageskalorienbedarf zu errechnen, müssten Sie jede Aktivität genau aufschreiben und den Kalorienverbrauch dazu bestimmen. Das ist praktisch unmöglich, und das wollen wir hier auch nicht tun.

Tab. 2.3 Geschätzter durchschnittlicher täglicher Energieverbrauch von erwachsenen Frauen und Männern

	Grundumsatz [kcal]	Leichte Aktivität (vorwiegend sitzende Tätigkeit) [kcal]	Normale Aktivität (sitzende Tätigkeit mit stehen, gehen) [kcal]
Frau normalgewichtig	1300–1400	1800–2000	2100–2200
Frau übergewichtig	1400–1600	2000–2200	2200–2500
Frau fettleibig Grad I	1600–1700	2200–2400	2500–2700
Frau fettleibig Grad II	1700–1900	2400–2700	2700–3000
Frau fettleibig Grad III	1900–2000	2700–2800	3000–3200
Mann normalgewichtig	1600–1800	2300–2500	2600–2900
Mann übergewichtig	1800–2000	2500–2800	2900–3200
Mann fettleibig Grad I	2000–2300	2800–3200	3200–3600
Mann fettleibig Grad II	2300–2400	3200–3400	3600–3900
Mann fettleibig Grad III	2400–2700	3400–3700	3900–4300

Quelle: Eigene Schätzungen des Energieverbrauchs unter Verwendung der Formel von Harris und Benedict (1918) für ein Alter von 40 Jahren bei durchschnittlicher Körpergröße und bis zu einem BMI von maximal 45 kg/m^2

Erfolgstagebuch

Schätzen Sie nun anhand der Tab. 2.3 Ihren ungefähren täglichen Energieverbrauch und tragen Sie ihn unter der Überschrift „Mein geschätzter täglicher Energieverbrauch" in Ihr Erfolgstagebuch ein.

Wenn Sie Ihren täglichen Kalorienverbrauch genauer schätzen wollen: im Internet finden Sie kostenlose Rechner, in die Sie Ihre Daten eingeben können. Genauere Schätzungen sind nötig, wenn Sie z. B. anstrengenden körperlichen Aktivitäten nachgehen, Sport treiben, Ihre Körpergröße stark vom Durchschnitt abweicht oder Sie älter sind.

Der Kalorien-Check

Sie haben jetzt Ihren täglichen Energieverbrauch geschätzt. Jetzt sollten Sie sich zunächst einmal klar machen, wie viele Kalorien Sie so am Tag eigentlich zu sich nehmen. Machen Sie dazu nun den Kalorien-Check!

Erfolgstagebuch

So, nehmen Sie jetzt wieder Ihr Erfolgstagebuch zur Hand und machen den Kalorien-Check: Notieren Sie auf einer frischen Seite oben das Datum und die Überschrift „Mein Kalorien-Check", und schreiben Sie nun untereinander auf, was Sie an diesem Tag gegessen haben. Wenn es Ihnen Spaß macht, dann können Sie auch mit Ihrem Handy fotografieren, was Sie alles so an diesem Tag gegessen und getrunken haben und die Bilder ausdrucken und in ihr Tagebuch einkleben.

Nein, keine Angst, sie müssen jetzt nicht jeden Tag aufschreiben oder abfotografieren, was Sie gegessen haben und dann die Kalorien zählen. Nur erstmal heute, damit Sie erkennen, wie viel Sie an einem Tag üblicherweise an Nahrung zu sich nehmen. Sie werden später diese Aufstellung bestaunen, wenn Sie abgenommen haben. Alles zählt! Ja, der Kaffee mit Milch und drei Zuckerwürfeln, die Limo, der Apfel zwischendurch, ein kleiner Schokoriegel, die Butter auf dem Brot, der Nachschlag, das zweite Stück Kuchen am Nachmittag, der Keks zum Kaffee, die Chips vor dem Fernseher und, ja, das Feierabendbierchen usw.

Seien Sie ehrlich zu sich selbst, Ihr Tagebuch ist nur für Sie bestimmt; ich werde es nicht zu Gesicht bekommen. Beeindruckend die Liste, oder? Was da alles zusammenkommt. Wenn Sie jetzt noch Lust haben, schreiben Sie die Kalorien der Nahrungsmittel daneben, und zählen Sie alles zusammen. Kalorienlisten finden Sie in Buchform oder im Internet; es gibt auch entsprechende Apps fürs Smartphone. Sie werden erstaunt sein, wie viele Kalorien Sie über den Tag aufnehmen. Vergleichen Sie jetzt, wie viele Kalorien Sie jeden Tag so essen und trinken und wie Ihr eigentlicher Bedarf aussieht.

Ein Beispiel für den Kalorienbedarf

Unsere Beispiel-Frau ist normalgroß, 40 Jahre alt und mäßig übergewichtig. Sie übt eine sitzende Tätigkeit im Büro aus und bewegt sich in ihrer Freizeit wenig. Sie stuft sich also unter der Rubrik „leichte Aktivität" ein.

Ihren Energieverbrauch schätzt sie nach Tab. 2.3 auf etwa 2100 Kalorien (kcal) pro Tag.

Im Kalorien-Check hat sie ermittelt, dass sie den Tag über aber 2500 Kalorien (kcal) zu sich nimmt. Damit liegt sie über ihrem Verbrauch und würde allmählich zunehmen, wenn sie weiter so isst.

Um abzunehmen muss die Dame weniger essen als sie verbraucht. Empfehlenswert sind etwa 500 Kalorien (kcal) weniger als der Verbrauch beträgt. Sie rechnet:

Täglicher Verbrauch = 2100 Kalorien, davon 500 Kalorien abziehen = 1600 Kalorien (kcal).

D. h. unsere Beispielfrau wird allmählich abnehmen, wenn sie ab jetzt 1600 Kalorien (kcal) am Tag isst.

Weniger Kalorien am Tag essen, schaffe ich das?

„Ich habe aber immer 2500 Kalorien pro Tag gegessen – und jetzt soll ich nur noch 1600 Kalorien pro Tag essen? Das halte ich nicht aus!" Abwarten! Es gibt ein paar Tricks, wie man den Körper an niedrigere Kalorienmengen gewöhnen kann und den Hunger in Schach halten kann. Hier schon mal ein paar Tipps vorab (zur Trickkiste später mehr), damit Sie nicht gleich das Buch zum Altpapier geben:

* Kalorien sparen, wo es nicht wehtut: z. B. Getränke mit Zucker durch kalorienarme Getränke ersetzen
* Kalorien sparen, wo Sie es gar nicht merken: z. B. kalorienhaltige Nahrungsmittel durch kalorienärmere ersetzen, die genauso gut schmecken
* Kalorien sparen durch Nahrungsmittel, die wenig Kalorien haben, aber den Magen gut füllen, sodass kein Hunger aufkommt
* Nahrungsmittel zu sich nehmen, die lange im Magen bleiben und den Blutzuckerspiegel nicht hochschießen lassen, sodass kein Heißhunger entsteht, wie z. B. Vollkornbrot statt Weißbrot
* Sehr fetthaltige Nahrungsmittel nicht mit sehr kohlenhydratreichen zusammen essen
* Mehr Bewegung in den Alltag einbauen, dann steigt der Kalorienverbrauch

---

Hier ein Beispiel für einen 1600 Kalorien-Tag

Begrüßen Sie den Morgen mit einem gemütlichen Frühstück. Es gibt ein frisches Brötchen, wenn Sie mögen aus Vollkorn, die eine Hälfte mit etwas Butter und Honig, die andere Hälfte mit gekochtem Schinken ohne Fettrand. Dazu ein kleines Müsli mit fettarmem Joghurt. Ein Glas frisch gepresster Orangensaft versüßt Ihnen den Morgen und eine Tasse Kaffee mit entrahmter Milch oder Süßstoff bringt Sie auf Trab. Das Frühstück macht Sie bis zum Mittag satt und auf Ihrem Kalorienkonto stehen danach ungefähr 500 Kalorien (kcal).

Mittags knurrt der Magen und Sie brauchen etwas, was schmeckt und satt macht. Wie wäre es mit einem Teller Spaghetti Bolognese mit einem Hauch von Parmesan? Dazu so viel Mineralwasser, wie Sie mögen. Und eine schöne Tasse Tee mit Süßstoff als Nachtisch. Das Ganze für etwa 600 Kalorien (kcal). Auch jetzt sind Sie erstmal satt bis zum Feierabend.

Zu Hause dürfen Sie sich dann auf ein leckeres Abendbrot freuen. Machen Sie sich ein kräftiges Omelett mit Kräutern und Pilzen. Dazu ein alkoholfreies Bier und Sie sind mit weiteren 500 Kalorien (kcal) dabei.

Geht doch! Sieht doch ganz vernünftig aus, der Speiseplan – und bei nur 1600 Kalorien (kcal) für diesen Tag haben Sie schon richtig was für Ihre Gesundheit getan.

Dies war erstmal nur ein Beispiel, das Ihnen zeigen soll, dass Sie mit einem ganz normalen Speiseplan abnehmen können. Im Prinzip brauchen Sie nicht auf Ihre Lieblingsspeisen verzichten. Sie werden sehen, selbst Pizza und Pommes sind drin, wenn Sie ein paar Spielregeln beachten. Wie Sie diese Kalorienbomben effektiv entschärfen, das erfahren Sie später!

2.4   Fettleibigkeit ist eine Krankheit

Wie Sie ja jetzt bereits wissen, wird Übergewicht je nach Höhe des Body-Mass-Indexes (BMI) in Schweregrade eingeteilt. Ist der BMI 30 kg/m^2 oder höher, spricht man von Fettleibigkeit, Adipositas oder Obesitas, umgangssprachlich auch von Fettsucht. Fettleibigkeit ist eine Krankheit! Sie wird von der WHO (2000) bereits als Krankheit angesehen und es wird von Experten empfohlen, sie auch in Deutschland als Krankheit anzuerkennen. Nach Meinung der Adipositas-Experten Deutschlands ist Adipositas aus medizinischer Sicht als Krankheit einzuordnen (DAG 2014). Wenn Sie einen BMI von 30 oder mehr haben, sind Sie krank! Dagegen müssen wir gemeinsam etwas unternehmen, damit Sie wieder gesund werden.

Fettleibigkeit macht krank

Fettleibigkeit ist eine Ernährungs- und Stoffwechselkrankheit, die zu starkem Übergewicht und erheblicher Vermehrung des Körperfetts geführt hat. Das Risiko, durch das massive Übergewicht Folgeerkrankungen zu bekommen, ist sehr hoch. Menschen mit extremem Körpergewicht haben eine stark verkürzte Lebenserwartung! Eine Fettleibigkeit Grad 1 verkürzt Ihr Leben um ca. 2–4 Jahre; mit einer Fettleibigkeit Grad 3 opfern Sie etwa 8–10 Lebensjahre (PSC 2009).

Was die Wenigsten wissen ist, dass das massive Fettgewebe im Körper eine chronische Entzündung aufrechterhält und hormonelle und stoffwechsel-aktive Funktionen hat (Keenan 2013). Wenn Sie viel Fettgewebe Ihr Eigen nennen, dann ist das, als würde sich im Körper eine große chronisch entzündete Wunde befinden. Ein wichtiger Grund, sofort damit zu beginnen, das Übergewicht loszuwerden! Je eher Sie etwas gegen Ihre Fettleibigkeit unternehmen, desto mehr Lebensjahre können Sie retten, deshalb beginnen Sie gleich heute damit. Sie verlieren sonst nicht nur Zeit, sondern Ihre Lebenszeit!

2.5   Übergewicht macht krank

Ja, Sie wissen, dass Übergewicht nicht gesund ist, aber die meisten Übergewichtigen wissen gar nicht genau, was Sie ihrem Körper antun. Die Liste der Krankheiten, die bei Übergewichtigen häufiger als bei Normalgewichtigen auftreten, ist lang. Natürlich bekommen auch schlanke Personen die ein oder andere dieser Erkrankungen, aber insbesondere bei Fettleibigen ist die Wahrscheinlichkeit sehr hoch, dass sie oft schon im mittleren Alter mehrere dieser Erkrankungen entwickeln und leider auch oft – viel zu früh – daran versterben.

Mit diesen Krankheiten müssen Übergewichtige rechnen

* Depression
* Demenz, Alzheimer
* Atembeschwerden, Luftnot bei Belastung
* Schnarchen und nächtliche Atemstillstände mit Müdigkeit am Tag
* Hoher Blutdruck
* Angina Pectoris oder Herzinfarkte
* Schlaganfall
* Herzschwäche
* Gallensteine, Gallenblasenentzündung
* Fettleber
* Sodbrennen und Speiseröhrenkrebs
* Nierenerkrankungen und Inkontinenz
* Zuckerkrankheit
* Hohe Blutfettwerte
* Störung der Blutgerinnung, Thrombosen
* Hormonelle Störungen
* Beschwerden bei der Monatsblutung und Unfruchtbarkeit
* Geringere Schwangerschaftsrate, Komplikationen während der Schwangerschaft
* Risiko für Fehl- und Frühgeburten und Säuglingssterblichkeit
* Erhöhtes Risiko für Krebserkrankungen (z. B. Speiseröhrenkrebs, Darmkrebs, Brustkrebs)
* Gelenkverschleiß in Knien, Rücken und Hüfte
* Arthrose und Bandscheibenvorfälle
* Gicht
* Verminderte Lebensqualität

Puh, eine lange Liste. Das war Ihnen gar nicht bewusst, dass so viele mögliche Krankheiten hinter Ihrem Übergewicht lauern. Aber Gott sei Dank sind Sie ja nur dick und noch quietschgesund. Dann freue ich mich, dass Sie diesen Ratgeber gekauft haben. Er wird Ihnen helfen, Ihr Übergewicht abzubauen und er wird mithelfen, dass Sie weiterhin quietschgesund bleiben.

Viele der oben aufgezählten Krankheiten bekommen Übergewichtige viel früher als Normalgewichtige. Schauen Sie sich um auf den Straßen. Fettleibige Menschen benötigen oft schon im mittleren Alter Gehhilfen wie einen Rollator oder sitzen schon früh im Rollstuhl, weil der Gelenkverschleiß so dramatisch geworden ist, dass ein selbstständiges Gehen nicht mehr möglich ist. Zu Hause dann müssen sie gegen die Zuckerkrankheit Insulin spritzen und Medikamente gegen hohen Blutdruck einnehmen. Wollen Sie wirklich dazugehören? Nein! Sie wollen gesund bleiben oder wieder gesund werden. Das Leben genießen, sich wieder frei bewegen, Leichtigkeit spüren. Ja, das will ich auch für Sie. Gemeinsam schaffen wir das.

Wieder gesünder werden

Wenn Sie durch Ihr Übergewicht schon erkrankt sind, freuen Sie sich darauf, wieder gesünder zu werden. Das alles ist möglich: Mit der Gewichtsabnahme kann sich eine Zuckerkrankheit deutlich bessern oder ganz ausheilen, die Blutfette werden sinken, Herz und Kreislauf werden entlastet und ein erhöhter Blutdruck kann sich wieder normalisieren. Wenn die Last des Gewichts schwindet, werden die Gelenke weniger strapaziert, Sie werden sich wieder besser und schmerzfreier bewegen können. Ihr Nachtschlaf verbessert sich, wenn Sie bisher an Schnarchen oder sogar Atemaussetzern im Schlaf gelitten haben. Sie werden morgens wieder erfrischt aufwachen. Bei fettleibigen Frauen kann sich nach der Gewichtsabnahme ein lang ersehnter Kinderwunsch erfüllen, und sogar Depressionen können sich bessern. Die meisten der oben genannten Begleiterkrankungen des Übergewichts bessern sich mit einer Gewichtsreduktion (DAG 2014).

> **Wichtig**
>
> Eine Gewichtsabnahme ist für Übergewichtige und Fettleibige ein Gesundheitstool:
>
> - Gewichtsbedingte Erkrankungen können verhindert werden, sich bessern, oder sogar ganz zurückgehen.
> - Sie gewinnen wertvolle Lebensjahre, wenn Sie abnehmen!

Doch will ich Ihnen auch nicht verschweigen, dass, besonders bei schnellen, starken Gewichtsverlusten, das Risiko für Gallensteinerkrankungen und Osteoporose steigt. Sie schaden Ihrem Körper aber auch, wenn Sie wiederholt abnehmen, wieder zunehmen, dann wieder abnehmen und danach wieder zunehmen und oft noch mehr wiegen als Sie vorher gewogen haben. Man bezeichnet das als „Weight Cycling", das den Körper enorm belastet. Auch hier kann sich ein Gallensteinleiden ausbilden, aber auch Herz-Kreislauf-Erkrankungen wie z. B. ein Bluthochdruck sind möglich (DAG 2014).

Wann dürfen Sie nicht abnehmen?
Wenn Sie schwanger sind oder eine auszehrende Erkrankung, wie zum Beispiel eine Krebserkrankung haben (DAG 2014). Sprechen Sie in diesen Fällen mit Ihrem Arzt darüber. Sie sollten aber in jedem Fall Ihren Hausarzt aufsuchen, wenn Sie akut krank sind oder eine chronische Erkrankung haben, bevor Sie mit einer Gewichtsabnahme beginnen. Nur ein Arzt kann Sie individuell beraten, ob Sie abnehmen dürfen und was Sie bei einer Ernährungsumstellung beachten müssen.

2.6   Das tödliche Quartett

Als tödliches Quartett wird das sogenannte Metabolische Syndrom bezeichnet. Es gilt heute als einer der gefährlichsten Risikofaktoren für Durchblutungsstörungen der arteriellen Blutgefäße und hier insbesondere der Herzkranzarterien (koronare Herzkrankheit). Quartett heißt, dass 4 Faktoren daran beteiligt sind:

* Fettleibigkeit insbesondere am Bauch
* Hoher Blutdruck
* Erhöhte Blutfette (Fettstoffwechselstörungen)
* Erhöhte Blutzuckerwerte

Ursache des Metabolischen Syndroms ist ein Lebensstil aus Überernährung und Bewegungsmangel. Sie müssen unbedingt verhindern, dass Sie ein Metabolisches Syndrom bekommen. Mit einem Metabolischen Syndrom haben Sie ein sehr hohes Risiko, im Laufe Ihres Lebens eine Herz-Kreislauf-Erkrankung zu erleiden.

Sind Sie schon krank?

Prüfen Sie die vier Faktoren! Haben Sie viel Bauchfett? Der Taillenumfang von Frauen sollte unter 88 cm und der von Männern unter 102 cm liegen. Allerdings gelten schon Taillenumfänge von 80 cm bei Frauen und 94 cm bei Männern als bedenklich. Und die anderen Werte: Blutdruck, Blutfette und Blutzucker? Kennen Sie nicht? Dann wird es aber Zeit! Vor allem, wenn Sie fettleibig sind, also einen BMI von 30 oder mehr haben, sollten Sie unbedingt zu einem Check-Up beim Hausarzt gehen, der Sie untersucht, der den Blutdruck misst und Blut abnimmt, um Ihre Laborwerte zu kontrollieren. Das ist wichtig und sinnvoll. Erzählen Sie Ihrem Arzt auch unbedingt, dass Sie eine gewichtsreduzierende Ernährungsumstellung beginnen wollen und fragen Sie ihn, was da in Ihrem Fall besonders zu beachten ist. Wenn Sie nach Ihrem Gewichtsverlust dann die Werte erneut kontrollieren lassen, werden Sie erleben, wie sich ihre Blutwerte allmählich bessern und Sie dem Metabolischen Syndrom ein Schnippchen geschlagen haben – ein großer Erfolg für Sie!

Wie wird das Metabolische Syndrom behandelt? Sie ahnen es schon: Normalisierung des Körpergewichts und regelmäßige körperliche Aktivität! Damit können Sie alles wieder in den Griff bekommen. Also, nur einfach weiterlesen, Sie sind ja bereits am Ball!

Erfolgstagebuch

Sie haben Ernst gemacht und waren beim Arzt? Schreiben Sie in Ihr Erfolgstagebuch, was Sie mit dem Arzt besprochen haben, was er empfohlen hat und lassen Sie sich einen Ausdruck der Untersuchungsergebnisse, d. h. von Blutdruck und den Blut- und Laborwerten geben. Kleben Sie den Ausdruck hier ein. Sie werden später überrascht sein, wie sich mit der Gewichtsabnahme Ihre Werte wieder normalisieren. Sie können das verfolgen, weil auf dem Laborzettel auch immer die Normalwerte angegeben sind.

2.7 Warum werden Übergewichtige und Fettleibige zuckerkrank?

Die Zuckerkrankheit, auch Diabetes mellitus genannt, ist eine häufige Folgeerkrankung von Übergewicht und Fettleibigkeit. Die Zuckerkrankheit ist eine Stoffwechselstörung, bei der sich zu viel Zucker im Blut befindet. Dieser Zuckerüberschuss wird teilweise über den Harn ausgeschieden. Es gibt zwei Typen der Zuckerkrankheit, den Diabetes mellitus Typ 1, der seltener ist und vor allem bei Kindern und Jugendlichen auftritt und den Diabetes mellitus Typ 2, der umgangssprachlich auch Alters-Diabetes genannt wird. Da jedoch zunehmend auch – vor allem übergewichtige – Jugendliche an diesem Typ erkranken, spricht man nicht mehr von „Alters- oder Erwachsenen-Diabetes", sondern nur noch von Diabetes Typ 2.

> Übergewicht und Fettleibigkeit sind Risikofaktoren für die Entwicklung eines Diabetes Typ 2.

Im Stoffwechsel der Übergewichtigen kann es zu einer sogenannten Insulin-resistenz kommen. Das Hormon Insulin, das von der Bauchspeichel-drüse hergestellt wird, wird immer dann in das Blut ausgeschüttet, wenn der Blutzuckerspiegel steigt. Insulin dockt dann an die Zellmembranen an und öffnet die Membran, damit der Zucker in die Zelle einströmen kann. Zucker wird in der Zelle als Energielieferant dringend benötigt. Insulin-resistenz bedeutet, dass das Insulin zwar von der Bauchspeicheldrüse aus-geschüttet wird, aber die Andockstellen an der Zellmembran unempfindlich gegen das Insulin werden und die Membran sich nicht mehr ausreichend öffnet. Damit kann ein Großteil des Zuckers nicht mehr in die Zellen strömen und bleibt im Blut und findet sich im Urin. Um gegenzusteuern, produziert die Bauchspeicheldrüse eine Weile lang immer mehr Insulin und kann die Versorgung der Zellen noch eine Weile aufrechterhalten, doch nach einer Weile erschöpft sich auch die Insulinproduktion. Die Folge sind dauerhaft erhöhte Zuckerwerte im Blut und die Entwicklung des Diabetes mellitus Typ 2.

Sind Sie vielleicht schon zuckerkrank?

Sie sind übergewichtig oder fettleibig und bewegen sich wenig? Ja, wenn Sie so nachdenken, dann haben Sie sich schon seit längerer Zeit etwas schlapp und müde gefühlt. Dann haben Sie vielleicht einen Typ 2 Diabetes ent-wickelt. Gar nicht so selten laufen Übergewichtige oder Fettleibige schon jahrelang mit einem Typ 2 Diabetes herum und merken nichts davon. Erst ein Arztbesuch, bei dem Blut abgenommen wird und die Laborwerte bestimmt werden, zeigt den erhöhten Zuckerspiegel im Blut oder Urin. Wie schon angesprochen, ist es wichtig, dass Sie bei Ihrem Arzt Ihre Blutwerte überprüfen lassen, damit Sie Ihren Zuckerwert kennen und nicht erst zum Arzt gehen, wenn ein langjähriger Diabetes Typ 2 schon zu schweren Folge-erkrankungen geführt hat.

Wird ein Diabetes mellitus nicht behandelt, schädigen die Zucker-moleküle den Körper. Ernste Folgen der Zuckerkrankheit sind u. a. Netz-hautschäden, die später zur Erblindung führen können, Nierenschäden, die eine Dialyse notwendig machen können, und Durchblutungsstörungen in den Beinen mit dem Risiko von Amputationen.

Wie wird ein Diabetes Typ 2 behandelt?
Liegt eine Zuckerkrankheit vor, wird zunächst versucht, diese ohne Medikamente in den Griff zu bekommen. An erster Stelle steht hier die Gewichtsabnahme, wenn Sie übergewichtig sind. Wenn bei Ihnen erhöhte Blutzuckerwerte neu aufgetreten sind, dann sollten Sie unverzüglich ihr Gewicht reduzieren und mehr Bewegung in Ihr Leben einbauen. Schon eine Gewichtsabnahme von 10 kg kann dazu führen, dass sich die Zuckerwerte wieder normalisieren. Wenn Sie 20, 30 oder mehr Kilo zu viel Gewicht mit sich herumtragen, sollten Sie es aber nicht bei 10 kg Gewichtsabnahme belassen, sondern ihr Gewicht weiter reduzieren. Die Lebensstiländerungen sind wichtig für Sie und können Sie vor gravierenden Folgeerkrankungen des Diabetes schützen. Leider nehmen jedoch einige Patienten lieber Medikamente ein, als Ihr Gewicht abzubauen. Hier kommt zunächst eine Therapie mit blutzuckersenkenden Tabletten, sogenannten oralen Anti-diabetika, infrage. Wenn es damit nicht gelingt, den Blutzuckerspiegel zu normalisieren, muss Insulin gespritzt werden.

Sie wollen keine Medikamente einnehmen oder Insulin spritzen? Bauen Sie Ihr Gewicht ab und bewegen Sie sich (NVL 2014)! Das gilt auch für alle Übergewichtigen die noch keinen Diabetes haben, damit sich keine Zucker-krankheit neu entwickelt. Ich bin beruhigt, dass Sie es anpacken wollen.

Sie sind schon zuckerkrank?
Sie nehmen schon Medikamente gegen erhöhten Blutzucker? Sie spritzen schon Insulin? Dann wird es höchste Zeit für Sie abzunehmen! Auch Sie können mit diesem Ratgeber abnehmen, allerdings müssen Sie unbedingt Ihren Arzt oder Diabetologen (auf Diabeteserkrankungen spezialisierter Arzt) informieren, dass Sie ab jetzt Ihre Ernährung umstellen wollen und es ernst meinen mit dem Abnehmen. Er wird Ihnen genau erklären, wie Sie Ihre Medikamente oder Insulindosis an die verringerte Kalorienzufuhr anpassen. Auch wenn Sie schon Folgeschäden Ihrer Zuckerkrankheit haben, wie z. B. eine Nierenerkrankung, sollten Sie mit Ihrem Arzt besprechen, dass Sie Ihre Ernährung umstellen wollen. Er wird Sie beraten, worauf Sie achten müssen.

2.8   Ursachen des Übergewichts

Die Ursachen für Übergewicht sind Ihnen sicher zum Teil bekannt. Der wichtigste Grund für Übergewicht: Ihre Energiebilanz stimmt nicht!

Warum nehmen Sie mehr Kalorien auf als Sie verbrauchen?
Trifft davon etwas auf Sie zu?

* Sie essen zu viel Fastfood
* Sie essen zu viele Süßigkeiten und Torten oder Kuchen
* Sie haben immer etwas zu essen dabei und essen eigentlich ständig irgendeine Kleinigkeit
* Sie trinken zu viel kalorienhaltige Getränke (Säfte, Limo, Milch)
* Sie essen zu wenig ballaststoffreiche Gerichte
* Sie bewegen sich zu wenig
  – Sie üben eine sitzende Tätigkeit aus
  – Sie laufen am Tag zu wenig, Sie nehmen lieber den Fahrstuhl oder das Auto
  – Sie verbringen Ihre Freizeit vor Fernseher oder Computer
  – Sie treiben keinen Sport
* Sie essen, wenn Sie im Stress sind oder Ihnen langweilig ist
* Sie sind viel allein und trösten sich mit Essen
* Sie belohnen sich mit Essen
* Sie essen, wenn Sie müde und erschöpft oder deprimiert sind
* Sie essen, wenn Sie wütend sind und sich beruhigen wollen
* Sie essen, um nach der Arbeit abzuschalten
* Sie haben keine geregelten Mahlzeiten, Sie essen mal schnell was zwischendurch, Sie essen zu oft
* Sie essen viel vorgefertigte Nahrung mit Appetitanregern und Geschmacksverstärkern
* Sie kaufen stark zucker- und fetthaltige Nahrungsmittel
* Sie sind in den Wechseljahren
* Sie sind schwanger
* Sie haben einen übergewichtigen Partner oder Freundeskreis und werden zum Essen überredet, auch wenn Sie keinen Hunger mehr haben
* Sie haben aufgehört zu Rauchen
* Sie schlafen schlecht oder zu wenig
* Seltenere Ursachen
  – Stoffwechselkrankheiten
  – bestimmte Medikamente
  – Vererbung

Warum sind Sie übergewichtig geworden?

Es ist bekannt, dass bestimmte Stoffwechselkrankheiten, z. B. eine Schilddrüsenunterfunktion oder ein Cushing-Syndrom (übermäßige Bildung des Hormons Kortisol), Übergewicht begünstigen können. Ob Sie eine das Übergewicht fördernde Stoffwechselkrankheit haben, kann nur der Arzt feststellen und diese dann behandeln. Auch die Einnahme einiger Medikamente, wie z. B. von Kortison, Betablockern oder bestimmten Medikamenten gegen psychische Erkrankungen, kann zu einer Gewichtszunahme führen. Und dann sind da ja auch noch die „Gene". In Ihrer Familie sind alle „kräftig gebaut"? Studien an Zwillingen haben tatsächlich ergeben, dass Übergewicht vererbt werden kann (Stunkard 1990). Aber auch wenn Sie Medikamente nehmen müssen, die dick machen, Sie in den Wechseljahren sind, oder eine übergewichtige Verwandtschaft Ihr Eigen nennen, sind Sie nicht hilflos Ihrem Übergewicht ausgeliefert. Mit einer konsequenten Umstellung Ihrer Ernährung und Bewegung bekommen Sie auch in diesen Fällen Ihre Kilos in den Griff.

Auch wenn das Wissen um Ihre persönliche Ursache für Ihr Übergewicht nicht automatisch schlank macht, sollten Sie doch intensiv darüber nachdenken. Sehen Sie sich noch einmal die Liste mit den häufigsten Ursachen für Übergewicht an. Finden Sie sich hier wieder? Oft kommen aber auch seelische Probleme zutage, die lange Zeit verdrängt wurden. Dies kann bei Frauen der befürchtete Verlust der Attraktivität durch die Wechseljahre sein oder das „Empty Nest Syndrom", wenn die Kinder das Haus verlassen. Aber auch eine starke Belastung, wenn nicht sogar Überlastung, der Arbeitnehmerinnen und Arbeitnehmer in pflegenden und helfenden Berufen oder bei der Pflege der Angehörigen kann Auslöser gewesen sein. Eine nicht zufriedenstellende berufliche Situation und Stress, aber auch die Angst vor dem Altern kann ebenfalls dem Übergewicht zugrunde liegen.

Doch auch tief vergrabene persönliche oder seelische Probleme können zu Ihrem Fettpolster geführt haben, das Sie nach außen förmlich schützen soll. Kommt man diesen Problemen auf die Spur, die durchaus bis in die Kindheit zurückreichen können, und kann sie sich bewusst machen oder sogar auflösen oder zumindest loslassen, dann ist ein wichtiger Schritt in Richtung Gesundheit getan. Bei schwerwiegenden persönlichen Problemen sollten Sie unbedingt einen ausgebildeten Fachmann, wie z. B. einen Psychologen, zu Rate zu ziehen. Ihre körperliche und seelische Gesundheit sollte es Ihnen wert sein.

Die Erforschung der Ursache Ihres Übergewichts kann den entscheidenden Anstoß geben, Ihr bisheriges Leben auf den Prüfstand zu stellen und ihm eine neue, erfülltere und glücklichere Richtung zu geben, die Sie auch Ihre dann überflüssig gewordenen Pfunde verlieren lässt – einfach weil Sie nicht mehr zu Ihrem neuen befreiteren Leben passen.

2.9   Bin ich selbst schuld an meinem Übergewicht?

Machen Sie sich keine Vorwürfe

Selbst schuld am Übergewicht? Zuerst einmal: Machen Sie sich bloß keine Vorwürfe! Natürlich, letztendlich haben Sie sich – vielleicht auch unterbewusst – selbst dafür entschieden über Jahre zu viel, zu unachtsam, zu ungesund zu essen. Sie haben es damals so gemacht, weil Sie sich keine Gedanken darüber gemacht haben oder weil Sie nicht anders konnten. Einigen Übergewichtigen ist gar nicht bewusst, dass sie Ihren Körper über Jahre nicht mit dem ihm gebührenden Respekt behandelt haben, als sie ihn quasi „überfüttert" haben? Also doch selbst schuld? Werfen Sie hier und jetzt Ihre Schuldgefühle ein für allemal über Bord und sagen Sie sich: Es ist wie es ist. Sie sind jetzt nun mal zu dick. Da gibt es nichts mehr zu beschönigen. Hier stehen Sie heute und wo wollen Sie morgen stehen?

Denken Sie nicht herabsetzend über sich

Kreisen in Ihrem Kopf zum Beispiel Gedanken wie:

- Ich habe es im Leben nicht leicht
- In meinem Leben läuft sowieso vieles schief
- Ich habe immer Pech
- Andere sind schuld, dass ich so viel in mich hineinstopfe
- Wenn ich keine Geldsorgen hätte, wäre ich schlank
- Ich fühle mich oft als Versager, ich habe schon so viele Diäten hinter mir, ich schaffe das nicht
- Wenn ich Hunger habe, muss ich sofort essen und kann nicht aufhören bis ich pappsatt bin, da bin ich unbeherrscht, habe ich mich nicht im Griff

- Ich kann nichts dafür, dass ich so dick bin
- Ich mag meinen übergewichtigen Körper nicht
- Ich liebe mich nicht, weil ich so dick bin
- Mir ist es egal wie ich aussehe
- Jetzt bin ich so dick, jetzt ist es sowieso egal

> Verabschieden Sie sich hier und jetzt von allen negativen Glaubenssätzen über Ihr Gewicht.

Es wird jetzt höchste Zeit sich von diesen Gedanken zu verabschieden und einen weiteren Schritt in Richtung Zukunft zu gehen. Ihre schlanke Zukunft. Wie Sie über sich selbst denken, werden auch andere über Sie denken, sie strahlen diese Botschaft förmlich aus. Viele Menschen, in einigen Fällen auch die Übergewichtigen selbst, glauben, dass Fettleibigkeit eine Charakterschwäche, mangelnde Willenskraft oder Ungehemmtheit ist. Wenn man sich nur ordentlich „zusammenreißt" und nicht mehr so viel in sich „hineinstopft", dann ist das Problem schon gelöst. Es ist aber gerade diese Behauptung, die das Selbstbewusstsein untergräbt und glauben macht, dass man ja doch nichts dagegen tun kann. Doch auch Sie sind nicht machtlos.

Seien Sie ganz ehrlich zu sich selbst. Denken Sie mal in Ruhe über sich und Ihr Leben nach. Schaffen Sie sich eine ungestörte Stunde der Stille und Einkehr. Gehen Sie zum Beispiel in die Natur, in den Wald, an einen See und lassen Sie die Gedanken kommen. Sie sind ein einzigartiger Mensch. Es gibt keinen anderen auf der ganzen Welt, der ist wie Sie. Ihre Gefühle, Ihre Gedanken, Ihr Leben und Erleben – das sind nur Sie! Keine Liste kann erfassen, warum Sie so dick geworden sind und was Sie über Ihr Dicksein glauben. Doch Sie wissen es. Sie wissen es genau. Nur Sie kennen Ihre Wahrheit.

Erfolgstagebuch

Lassen Sie die Gefühle kommen. Wann hat das begonnen mit dem Zuviel-Essen? Was ist in Ihrem Leben passiert? Was ist schlecht gelaufen? Was sind Ihre negativen Glaubenssätze über Ihr Gewicht?

Nehmen Sie die Gefühle und Bilder, die jetzt hochkommen, ernst und denken darüber nach! Schreiben Sie sich die Gedanken von der Seele. Sie gehen dort nicht verloren, und Sie können die belastenden Dinge durch das Aufschreiben besser loslassen. Denken Sie daran, Ihr Tagebuch ist nur für Sie bestimmt – niemand außer Ihnen darf es lesen!

Schauen Sie nach vorn

Statt sich weiter mit Schuld und Versagen zu beschäftigen, sagen Sie jetzt ganz laut STOPP! Ab heute fühle ich mich nicht mehr schuldig, ab heute übernehme ich Verantwortung. Verantwortung für die Menge und Qualität des Essens, das ich in Zukunft meinem Körper zuführen werde. Ich übernehme Verantwortung für die Gesundwerdung und Gesunderhaltung meines Körpers. Ich übernehme Verantwortung für das Leben, das ich ab jetzt führen werde. Das alles ist jetzt meine Verantwortung, meine Entscheidung, dazu stehe ich, da lasse ich mir nicht mehr von anderen reinreden. Wenn ich NEIN sage, dann meine ich auch NEIN, und ich lasse mich auch nicht mehr zu ungesundem und unkontrolliertem Essen verführen. Ich genieße es, die Kontrolle über mein eigenes Leben zu haben, gute Entscheidungen für mich selbst zu fällen. Ich werde es zu meiner obersten Priorität machen, es mir gut gehen zu lassen, mich zu lieben und zu respektieren und meinem Körper und meiner Seele hochwertige Nahrung zuführen.

Wir werden im Folgenden gemeinsam daran arbeiten, dass Sie sich von Ihren negativen Gedanken über Ihr Gewicht verabschieden und sich selbst und Ihren Körper lieben und wertschätzen und Freude daran gewinnen, Ihren Körper gut, gesund und mit Genuss zu ernähren. Sie werden selbstbewusster werden, an Ausstrahlung gewinnen und ein ganz neues Körperbewusstsein entwickeln. Sie werden regelrecht Begeisterung für Ihr neues Ernährungsprogramm entwickeln und sich mit Freude in das Abenteuer „mein neues ICH" stürzen.

2.10 Das Geheimnis der Normalgewichtigen

Was ist das Geheimnis der Normalgewichtigen? Normalgewichtige essen genauso viele Kalorien, wie sie verbrauchen. Übergewichtige haben mehr Kalorien gegessen als sie verbraucht haben. Fettleibige haben viel mehr Kalorien gegessen als sie verbraucht haben.

Hören Sie auf Ihren Körper

Also kein großes Geheimnis. Ganz einfach, ganz klar! Wie machen Normalgewichtige das mit den Kalorien? Sie hören genau auf ihren Körper. Der Körper sagt uns nämlich, wie viel Nahrung er haben will. Normalgewichtige essen nur dann wenn sie richtig Hunger haben und hören auf zu essen, wenn sie satt sind. Normalgewichtige essen kleine Portionen und essen sich nicht pappsatt, sondern nur bis der Hunger weg ist. Normalgewichtige essen langsam und genießen das Essen. Sie essen nur was ihnen schmeckt und lassen auch mal was auf dem Teller liegen, was zu viel ist oder was nicht schmeckt. Normalgewichtige essen auch Salat und Gemüse. Sie essen keine ganzen Tafeln Schokolade, sie genießen einen Riegel und packen die Tafel dann wieder weg. Normalgewichtige verbieten sich keine Speisen. Da wird auch mal eine Pommes von der Bude gegessen oder eine Pizza. Aber nur ab und zu. Normalgewichtige essen keine XXL-Portionen. Normalgewichtige bewegen sich mehr als Übergewichtige. Das alles ist kein Geheimnis und Sie schaffen das auch bald.

In einem großen wissenschaftlichen Übersichtsartikel aus Amerika (Keenan 2013) ist es ganz klar formuliert, dass es eine riesige Zahl an Diätprogrammen gibt, dazu die Möglichkeit von operativen Eingriffen zur Magenverkleinerung oder Umgehung des Magens, spezielle Medikamente zur Gewichtsabnahme und Bewegungsprogramme, alles Maßnahmen, die eine Gewichtsabnahme bewirken sollen. Doch die Maßnahme, die am effektivsten eine Gewichtsabnahme bewirkt, ist einfach: Essen Sie so lange weniger Kalorien als Sie verbrauchen bis Sie Ihr Normalgewicht erreicht haben und essen Sie dann genauso viele Kalorien wie Sie verbrauchen, um Ihr Normalgewicht zu halten.

> **Das Geheimnis der Gewichtsabnahme** Essen Sie weniger Kalorien als Sie verbrauchen, dann nehmen Sie ab!

2.11 Das Problem mit den Diäten

Haben Sie schon einmal eine Diät gemacht?
Das Wort Diät kommt aus dem Griechischen und bedeutet ursprünglich „Lebensführung oder Lebensweise". Umgangssprachlich wird das Wort jedoch meist mit Reduktionsdiät oder Schlankheitskur übersetzt. Diät für den Übergewichtigen wird heute immer noch mit Verzicht gleichgesetzt. Wie viele „Wunder"-Diäten haben Sie schon hinter sich? Es gibt wohl kaum einen Übergewichtigen, der noch nie eine Diät versucht hat. Es ist nicht so, dass Diäten nicht zu einer Gewichtsabnahme führen. Jede Diät, mit der Sie weniger Kalorien aufnehmen als Sie verbrauchen, funktioniert. Egal welche dieser Diäten Sie ausprobiert haben, Sie haben damit abgenommen, stimmt's? Doch warum sind Sie jetzt nicht schlank?

Warum viele Diäten abgebrochen werden

Kalorienreduzierte Diäten funktionieren leider nur, solange sie genau ein-
gehalten werden. Es ist nicht immer leicht, die Diät über lange Zeit-
räume einzuhalten, weil manche Diäten nicht schmecken oder weil sie nur
wenige Nahrungsmittel erlauben. Durch einseitige Diäten können sich
auch Gesundheitsschäden einstellen, sodass die Diät beendet werden muss
(DAG 2014). Manche Diäten bestehen ausschließlich aus Diät-Shakes, was
auch nicht immer lange durchgehalten wird. Es gibt auch Diäten, die sehr
kompliziert sind und täglich spezielle, aufwendige Mahlzeiten vorbereitet
werden müssen, was sich oft auf Dauer nicht mit dem Alltag koordinieren
lässt. Manche Diäten machen nicht satt, man muss den ganzen Tag gegen
ein ständiges Hungergefühl ankämpfen oder bekommt Heißhunger auf
Fast Food. Es ist auch schwer, über lange Zeit Diäten einzuhalten, die die
meisten Lieblings-Nahrungsmittel nicht erlauben und die verlangen, dass
man bei Essenseinladungen ständig verzichten muss, weil man fast nichts
von den angebotenen Speisen essen darf. Nicht zuletzt können Diäten einen
schlapp, müde und schlecht gelaunt machen und einen Tag und Nacht ans
Ende der Diät denken lassen.

Aber für einen begrenzten Zeitraum schaffen es viele Übergewichtige
auch strenge Diäten einzuhalten. Sie gehören dazu und haben schon einmal erfolgreich eine Diät „durchgezogen"? Gratulation! Aber warum sind Sie
jetzt wieder übergewichtig?

Das Problem an Diäten ist, dass sie irgendwann zu Ende sind, spätestens,
wenn Sie Ihr Normalgewicht erreicht haben. Und dann? Dann wird meist
wieder gegessen wie vorher und in kurzer Zeit wieder zugenommen. Man
hat nach der Diät dann vielleicht sogar mehr Kilos auf den Rippen als vorher. Das Problem ist also nicht die Diät, sondern das „Danach".

> Kein Mensch kann ein Leben lang auf Diät sein.

Kein Mensch kann lebenslang auf seine Lieblingsspeisen verzichten.
Kein Mensch kann sich ständig mit der Planung und Zubereitung von
komplizierten Gerichten beschäftigen; der Tag ist sowieso meist zu kurz für
all die Dinge, die erledigt werden müssen. Keiner kann auf Dauer hungrig,
schlapp, müde und schlecht gelaunt herumlaufen. Und keiner schafft es, nur
an einem trockenen Salat zu knabbern, wenn sich bei einer Essenseinladung
der Tisch unter den Speisen biegt. Ich schaffe das nicht und Sie schaffen das
auch nicht.

Der Jo-Jo-Effekt

Aber eine Frage bleibt noch: Wieso wird man nach einer Crash-Diät oder einen anderen Schnell-Schlank-Diät, mit der man in kurzer Zeit viel Gewicht verliert, oft noch dicker als vorher? Erinnern Sie sich noch an das Kapitel über den Kalorienbedarf und den Energieverbrauch des Körpers? Der Körper legt die Fettpolster an, damit er in Notzeiten davon zehren kann. Wenn Sie also jetzt eine Diät machen, bei der Sie nur wenig Kalorien zu sich nehmen, denkt Ihr Körper: jetzt ist Hungersnot und mobilisiert das Fett aus den Depots. Das wollen Sie ja mit der Diät auch erreichen. Doch der Körper hat noch ein zweites Ass im Ärmel, wie er die Hungersnot übersteht. Er kann den Energieverbrauch des Körpers herunterfahren. Er begibt sich also in den Energiesparmodus. Den kennen Sie vielleicht von Ihrem Computer. So wie Ihr Computer durch den Energiesparmodus möglichst lange mit seinem Akku auskommen will, so versucht Ihr Körper mit den Fettreserven möglichst lange auszukommen. Das ist für Notzeiten toll, aber zum Abnehmen eigentlich nicht gewünscht.

So, und nun ist die Diät für Sie zu Ende, und Sie essen wieder wie vorher. Der Körper stürzt sich jetzt auf die Nahrungsenergie und speichert davon so viel er kann, um wieder Fett für die nächste Hungersnot zu sammeln. Der Energiesparmodus ist aber noch eine Weile aktiv, sodass der Körper nur sehr wenig Energie verbraucht. Also trifft eine Menge Nahrung auf wenig Verbrauch und der Körper nimmt damit sehr schnell zu. Sogar ein Teil der Muskelmasse, die auch durch die „Hungersnot" abgebaut wurde, wird durch Fett ersetzt. Der Endeffekt Ihrer Diät ist, dass Sie, wenn Sie das Gleiche wie vor der Diät essen, sehr schnell zunehmen und in kurzer Zeit mehr als vorher wiegen, weil die gleiche Kalorienmenge wie Sie sie vorher gegessen haben, auf einen niedrigeren Verbrauch trifft. Dazu wird der Körper auch noch schwabbelig, weil ein Teil der abgebauten Muskelmasse durch Fett ersetzt wird.

Kann ich ohne Diät dauerhaft abnehmen?

Doch wie sollen Sie dann überhaupt abnehmen? Das ist ja die Aufgabe dieses Programms. Sie machen hier im eigentlichen Sinne keine Diät sondern beginnen eine Ernährungsumstellung, die während der Abnehmphase kalorienreduziert ist, aber nicht so stark, dass sie den Körper in eine schwere Hungersituation bringt. Damit wird das Fett langsam abschmelzen. Zusätzlich werden Sie aktiv verhindern, dass der Körper in den Energiesparmodus runterfährt, indem Sie sich mehr bewegen. Dazu brauchen Sie keinen Leistungssport, es reicht auch erstmal mehr Bewegung im Alltag und straffes Spazierengehen. Das verhindert auch gleichzeitig, dass der Körper in der Abnehmphase zusätzlich zu den Fettreserven auch Ihre Muskelmasse abbaut. Nach der Abnehmphase werden Sie die neue Art sich gesund und fettarm zu ernähren lieben, und es wird Ihnen leicht fallen, diese beizubehalten. Sie dürfen dann auch wieder etwas mehr essen. Aber nicht mehr Kalorien essen als Sie verbrauchen! Sonst bleiben Sie nicht schlank. So, und jetzt lesen Sie weiter, wie Sie das genau machen!

Erfolgstagebuch

Haben Sie schon einmal eine Diät gemacht? Welche? Haben Sie damit abgenommen? Wie viele Kilos? Waren Sie schon einmal schlank? Wie haben Sie sich gefühlt? Wodurch kam es, dass Sie jetzt wieder übergewichtig sind? Beantworten Sie sich diese Fragen einmal in Ruhe und schreiben Sie Ihre Gedanken dazu in Ihr Erfolgstagebuch.

2.12 Machen Diät-Shakes schlank?

Gute **Diät-Shakes** versorgen Sie mit Eiweiß, Fett, Kohlenhydraten, Aminosäuren, Vitaminen und Mineralstoffen. Sie trinken den Tag über drei bis fünf Diät-Shakes, und nehmen damit nur ca. 800–1200 Kalorien (kcal) am Tag auf. Sie brauchen sich um Ihr Essen keine Gedanken mehr machen, und Sie werden auch nur wenig von Hunger gepeinigt, da die Shakes auch satt machen. Und Sie nehmen damit, wie mit allen kalorienreduzierten Diäten, ab. Es funktioniert. Es ist sogar möglich, die Shakes über einen längeren Zeitraum anzuwenden und damit durchaus beachtliche Gewichtsverluste zu erreichen. Doch Sie können nicht Ihr ganzes Leben lang nur ausschließlich Diät-Shakes trinken. Auch hier stellt sich das gleiche Problem wie auch bei allen anderen Diäten: Wenn Sie mit den Diät-Shakes aufhören und wieder Ihre gewohnte feste Nahrung wie vor der Diät zu sich nehmen, kommt es nach dem beachtlichen Gewichtsverlust leider auch wieder zur Gewichtszunahme.

Ein anderes Ernährungsverhalten

Das Problem mit den Shake-Diäten ist, dass Sie damit erstmal kein neues Ernährungsverhalten erlernen, das zu einem dauerhaft schlanken Leben führt. Nur wenn es gelingt, nach der reinen Diät-Shake Phase in ein gesundes Ernährungsverhalten überzuwechseln, kann dauerhaft Gewicht abgenommen werden und der Abnehmerfolg langfristig gehalten werden.

Die Formula-Diät

Reine **Formula-Diäten,** so heißen die Diäten, bei denen Sie ausschließlich Diät-Shakes und Wasser trinken, aber dazu keine weiteren Mahlzeiten einnehmen, sind eine wirksame Methode um eine rasche Gewichtsabnahme vor Beginn einer Ernährungsumstellung zu erreichen. Experten empfehlen aber dringend, dass diese Diäten nur unter ärztlicher Aufsicht durchgeführt werden sollen und nicht länger als 12 Wochen dauern sollen, da sie für den Körper sehr belastend sein können und Nebenwirkungen haben können (DAG 2014). Es sind mit der reinen Formula-Diät Gewichtsabnahmen von über 10 kg möglich. Da die Diäten nur sehr wenige Kalorien erlauben, besteht das Risiko, dass der Körper nicht nur Fett, sondern auch Muskelmasse verliert. Dem muss mit einem Bewegungsprogramm entgegengewirkt werden. Auch sollte den Tag über viel getrunken werden, mindestens 2,5 L (DAG 2014).

> Machen Sie eine reine Formula-Diät nicht auf eigene Faust, sondern nur unter ärztlicher Aufsicht!

Auch wenn Sie sich zusammen mit Ihrem Arzt entscheiden, Ihre Gewichtsabnahme erstmal mit einer Diät-Shake-Phase von 12 Wochen zu beginnen um einen schnellen Abnehmerfolg zu erzielen, kommen Sie auf Dauer trotzdem nicht darum herum, Ihre Ernährung langfristig auf gesunde, fettarme Kost umzustellen, sonst können Sie Ihre Gewichtsabnahme nicht auf Dauer stabilisieren.

Diät-Shakes als Mahlzeitenersatz

Sie können aber durchaus während Ihrer Ernährungsumstellung gefahrlos ab und zu einzelne Mahlzeiten durch einen Diät-Shake ersetzen, z. B. können Sie sich mittags auf die Arbeit einen Shake mitnehmen, wenn Sie mal keine Zeit haben, sich eine leichte Mahlzeit zum Mitnehmen vorzubereiten. Aber die anderen zwei Mahlzeiten des Tages sollten dann aus gesunden, frisch zubereiteten und fettarmen Speisen bestehen.

In diesem Buch stelle ich Ihnen ein Ernährungskonzept aus gesunder, abwechslungsreicher und leichter Kost vor, das nur moderat kalorienreduziert ist und in das Sie sofort einsteigen können – ganz ohne Diät-Shake-Phase. Damit werden Sie vom ersten Tag an langsam, schonend und dauerhaft abnehmen.

2.13 Unser Schlank-Ernährungsprogramm: Die Basics

Ein Schlank-Zauber-Programm zur Gewichtsabnahme stelle ich Ihnen hier nicht vor. Ich werde Sie aber zu erprobten Änderungen Ihres Lebensstils inspirieren, bei denen Ihre Extrakilos mit Genuss und Erfolg purzeln werden.

Lebensstil ändern

Die von mir empfohlenen Lebensstiländerungen habe ich natürlich nicht alle selbst erfunden, sondern sie basieren auf den langjährigen Erfahrungen der Erforschung von Übergewicht und Fettleibigkeit und den Empfehlungen der Fachgesellschaften. Ich stelle Ihnen hier jedoch ein neues Mitmachprogramm für die Praxis vor, sodass Sie die abstrakten Empfehlungen der Wissenschaft konkret, einfach und – wie ich hoffe, auch ab und an mit Spaß – in Ihrem Alltag umsetzen können.

Wissenschaftliche Empfehlungen

Damit Sie eine Vorstellung davon haben, was die Fachgesellschaften empfehlen, folgt eine kurze Zusammenfassung der Studienergebnisse, wie sie die Forscher in einer großen Übersichtsarbeit aus dem Jahre 2019 auf den Punkt gebracht haben (Semlitsch 2019):

* Fettleibigkeit ist eine chronische Erkrankung
* Zur Diagnose soll die Bestimmung des Body-Mass-Indexes (BMI) verwendet werden
* Übergewicht (BMI ≥ 25 bis < 30 kg/m^2) ist mit einem erhöhten Risiko für kardiovaskuläre Erkrankungen verbunden. Fettleibige (BMI ≥ 30 kg/m^2) haben zusätzlich noch ein erhöhtes Sterberisiko
* Die Bestimmung des Taillenumfangs ist ein zusätzlicher Messwert um Gesundheitsrisiken einzuschätzen
* Die Behandlung von Übergewicht und Fettleibigkeit erfolgt mit einer multifaktoriellen Lebensstiländerung mit verringerter Kalorienaufnahme, mehr Bewegung und Verhaltensänderungen
* Gegebenenfalls können Medikamente zur Gewichtsreduktion angezeigt sein, sie werden aber nur begleitend zu den Lebensstiländerungen empfohlen. **Beachten Sie!** Medikamentenverordnungen zur Gewichtsabnahme gehören in die Hände von Ärzten, die Erfahrung in der Behandlung von Übergewichtigen und Fettleibigen haben!

* Wenn alle nicht-chirurgischen Maßnahmen zur Gewichtsreduzierung versagt haben, kann eine bariatrische Operation angezeigt sein
* Nach einer bariatrischen Operation muss eine Langzeit-Nachbetreuung erfolgen

Die Deutschen Fachgesellschaften für Adipositas, Diabetes, Ernährung und Ernährungsmedizin erläutern in ihrer Leitlinie von 2014 (DAG 2014) die Verhaltensänderungen noch etwas konkreter.

Das Spektrum von geeigneten Verhaltensänderungen zur Gewichtsabnahme umfasst:

* Psychologische Unterstützung in Gruppen- oder Einzelsitzungen
* Anleitung zur Selbstbeobachtung von Körpergewicht, Essmenge, Bewegung
* Erlernen eines neuen Ess- und Bewegungsverhaltens
* Strategien zum Umgang mit Nahrungsmitteln
* Auflösung von Gedankenmustern
* Vermittlung realistischer Ziele
* Strategien im Umgang mit Problemen
* Umgang mit Personen im Umfeld
* Statt Essen anderen Beschäftigungen nachgehen
* Erfolgserlebnisse schaffen
* Umgang mit Rückschlägen
* Verhaltensstrategien, wenn das Gewicht wieder zunimmt
* Einbeziehen von Familie und Freunden

Von der Theorie zur Praxis

Puh! Das klingt irgendwie schwierig. Wie geht denn das mit der Umsetzung der wissenschaftlichen Empfehlungen? Was genau ist denn eine „multifaktorielle Lebensstiländerung mit verringerter Kalorienaufnahme, mehr Bewegung und Verhaltensänderungen"? Was muss ich da machen? Wie kann ich geeignete Verhaltensänderungen in meinem Leben umsetzen?

Ja, hier ist genau die Schnittstelle zwischen Wissenschaft und Alltag. Hier komme ich ins Spiel! Ich werde mit Ihnen ab jetzt gemeinsam einmal durch Ihren Alltag gehen, mit Ihnen „virtuell" im Supermarkt einkaufen, Ihren Kühlschrank auf Vordermann bringen, Ihnen ein Animationsprogramm für mehr Bewegung präsentieren und Sie zu geeigneten Verhaltensstrategien für ein schlankes Leben ermuntern – kurz gesagt – ich werde Sie zu den ganzen „multifaktoriellen" Lebensstiländerungen anleiten, damit es auch klappt mit den ganzen wissenschaftlichen Empfehlungen.

Sie erlernen mit diesem Buch Schritt-für-Schritt und ganz einfach ein neues Ernährungsverhalten, das Ihnen nach einer Trainingsphase in Fleisch und Blut übergehen wird:

* Abwechslungsreiche, gesunde, fettarme Mahlzeiten werden so selbstverständlich für Sie werden, dass Sie ein Leben lang dabeibleiben werden. Erst nehmen Sie damit kontinuierlich bis zu Ihrem Wohlfühl- und Gesundheitsgewicht ab und dann halten Sie fast mühelos Ihr Gewicht.
* Sie brauchen auf nichts verzichten, aber viele Aspekte Ihrer Ernährung werden sich verändern. Weg von Fast Food hin zu gesundem Slow Food.
* Lassen Sie sich überraschen: Auch einen Hamburger, eine Pizza oder Pommes können Sie gesund zubereiten, indem Sie ein paar Spielregeln beachten.

Lassen Sie uns nun gemeinsam Pläne für Ihre schlanke Zukunft machen.

3

Mein Projekt Gewichtsabnahme

Inhaltsverzeichnis

Eine Gewichtsabnahme ist nicht mal eben schnell gemacht, das haben Sie sicher schon festgestellt. Auch die schickste Blitz-Diät hilft nicht auf Dauer. Eine langfristige Gewichtsabnahme von vielen Kilos muss als Lebensprojekt geplant werden. Schritt-für-Schritt entwickeln wir in diesem Kapitel gemeinsam einen genau auf Sie zugeschnittenen Plan. Wo Sie mit Ihrem Gewicht aktuell stehen, wo Sie hin müssen, wie schnell Sie abnehmen sollen, ohne den Körper zu überlasten – alles wichtige Punkte, die wir klären müssen, bevor es losgeht mit dem Abnehmen.

© Der/die Herausgeber bzw. der/die Autor(en), exklusiv lizenziert durch Springer-Verlag GmbH, DE, ein Teil von Springer Nature 2020
M. Lewandowski, *Zu dick? Auch Sie können abnehmen!*,
https://doi.org/10.1007/978-3-662-61986-5_3

3.1   Einstieg in das schlanke Leben

Sie tragen den Wunsch abzunehmen schon lange mit sich herum. Doch ein Wunsch bleibt ein Wunsch bleibt ein Wunsch. Wenn wir nicht handeln, geben wir unseren Wunsch auf, dann bleibt der Wunsch ein Traum. Vielleicht haben Sie schon die ein oder andere Diät ausprobiert, etwas abgenommen, doch dann sind Sie wieder in alte Essmuster zurückgefallen und haben jetzt sogar noch mehr Gewicht als vorher. Sie sind der Diäten müde, ihr Wunsch nach einem schlankeren, gesünderen Leben hat sich nicht erfüllt. Doch der Wunsch ist immer noch da, er nagt in Ihnen, er besetzt Ihre Gedanken. Wünsche, die man lange mit sich herumträgt und die sich nicht erfüllen, können krank machen. Wir sind enttäuscht, werden träge, ziehen uns zurück, werden vielleicht sogar depressiv. Dann fehlt einem vollends der Antrieb zu handeln, man wird hilflos, man meint, es bringe sowieso alles nichts.

Doch so schnell dürfen Sie nicht aufgeben. Lernen Sie aus Ihren Fehlversuchen der Vergangenheit, scheuen Sie sich nicht, auch in Zukunft Fehler zu machen, aber werfen Sie nicht die Flinte ins Korn. Gestehen Sie sich Fehler ein, überlegen Sie, was Sie verbessern können. Unsere Fehler sind unsere besten Lehrmeister, sie leiten uns am Ende zum Erfolg.

Also, worauf warten Sie?
Starten Sie hier und jetzt neu, schlagen Sie eine neue Seite in ihrem Lebensbuch auf und wagen Sie einen neuen Versuch! Und am Ende werden auch Sie erfolgreich sein – sie dürfen nur nicht aufgeben. Die Angst und Trägheit wird von Ihnen abfallen, und die Energie wird mit jedem kleinen Erfolg auf Ihrem neuen Weg zurückkehren. Wenn Sie voll hinter dem „Ja" zu Ihrem Wunsch nach einem schlanken Leben stehen, dann tun Sie jetzt das Richtige und entscheiden sich ganz und gar für sich.

> Vertrauen Sie auf Ihre Kraft zur Veränderung.

Ich freue mich, dass Sie sich entschieden haben jetzt endlich „Ernst zu machen" und das Übergewicht verlieren wollen, das Sie schon so lange belastet. Doch seien Sie sich darüber im Klaren, dass niemand dies für Sie tun wird. Wenn Sie sich nicht selbst helfen, wenn Sie nicht selbst den ersten Schritt machen, wenn Sie sich nicht selbst aus Ihrer Komfortzone herausbewegen – kein anderer wird es für Sie tun! Sie selbst werden sich hierbei der größte Feind sein. Den entscheidenden Kampf werden Sie gegen sich selbst kämpfen. Es ist Ihr Problem! Sie müssen sich selbst darum kümmern, denn nur Sie sind für Ihr eigenes Leben verantwortlich.

Wenn wirklich etwas anders werden soll, müssen Sie sich jeden Tag aufs Neue fragen: Was kann ich heute für mich tun? Das wird nicht das sein, was Sie schon immer getan haben, denn das was Sie immer getan haben, hat Sie dick gemacht. Sie werden ab heute an jedem Tag etwas Neues in Ihr Leben lassen und dafür etwas Altes loslassen. Das wird jeden Tag ein kleiner Sieg für Sie sein, wenn Sie das Programm des Tages geschafft haben. Das Wichtigste ist jedoch, Sie dürfen nicht untätig sein. Untätigkeit stiehlt Ihnen Lebenszeit und Lebensqualität. Probleme verschwinden nicht durch Untätigkeit.

Was Sie erwartet

Starkes Übergewicht ist oft nicht nur ein Problem von zu viel Fettgewebe. Vielleicht ist im Leben auch sonst etwas „aus dem Ruder gelaufen". Deshalb heißt es nicht nur im „Außen" abspecken, reduzieren, loslassen, sondern es bedeutet auch im „Innen" etwas verändern, in Ordnung bringen, klären und loslassen. Der Körper soll leichter werden, aber auch die Seele soll eine neue Klarheit und Leichtigkeit erfahren, und es soll sich wieder ein Gefühl von Wohlbefinden in Ihnen ausbreiten.

Der lange Weg zum schlanken Wohlfühlgewicht wird für Sie auch ein Weg der eigenen Entwicklung, der inneren Reinigung und Reifung sein. Sie werden intensive Erfahrungen machen und neues Selbstbewusstsein erleben. Sie allein haben sich hier und jetzt entschieden. Sie sagen uneingeschränkt „JA" zu Ihrem Weg in ein schlankes, neues Leben. Sie stehen zu Ihrer Entscheidung für Gesundheit und Wohlbefinden. Sie werden den Weg in Ihre neue Lebensweise achtsam gehen und genießen.

Das Leben verändern

Sie werden auf Ihrem Weg lernen, Ihr vom Konsum regiertes Leben zu hinterfragen und auch beim Essen wieder maßvoll zu sein. Sie werden allmählich aber stetig Gewicht verlieren. Schadstoffe werden mit dem Abschmelzen der Fettpolster Ihren Körper verlassen, Ihre Gesundheit wird sich verbessern, Ihre Haut wird sich regenerieren, Alterungsprozesse des Körpers werden sich verlangsamen, und Ihre Leistungsfähigkeit wird sich verbessern.

> Alle Ihre Gewohnheiten müssen auf den Prüfstand.

Es wird sich auch Ihr ganzes Leben ändern. Ihr Gehirn muss viele Ihrer alten Gewohnheiten wieder verlernen und neue Gewohnheiten in seinen Nervenzellen verankern. Auch das ist eine große Leistung, die Sie bewältigen werden. Ein neues Leben gelingt nicht, wenn Sie nur ein Buch lesen. Sie müssen aktiv werden. Neues in das Leben lassen, gelingt nur, wenn Sie sich klar dafür entscheiden und auch danach handeln. Neues kann auch nur dann in Ihr Leben, wenn Altes losgelassen wird.

Wenn der Körper loslässt, braucht er Aufmerksamkeit. Sie müssen sorgsam mit ihm umgehen. Pflegen Sie Ihre Haut, fördern Sie die Abgabe der Schadstoffe, geben Sie sich genügend Ruhephasen, entspannen Sie Ihren Geist und bewegen Sie sich an der frischen Luft. Genießen Sie Momente der Stille und Ruhe und denken Sie über sich und Ihr Leben nach. Wie Sie das alles genau machen, erzähle ich Ihnen noch ausführlich. Schon nach den ersten gelungenen Tagen Ihrer neuen Lebensweise werden Sie sich erleichtert und freier fühlen und auch Spaß an leichter Bewegung gewinnen.

Keine Angst vor Rückschlägen

Aber auch Gewichtsstillstände und gedrückte Stimmung müssen überwunden werden. An solchen Tagen müssen Sie besonders sorgsam mit Ihrem Körper umgehen. Geben Sie der Stoffwechselumstellung etwas Zeit und gönnen Sie sich dann etwas Ruhe, wie bei einer Erkältung. Nach kurzer Zeit ist dann die Krise überwunden, und Sie finden neue Kraft.

Nach etwa 3 Wochen haben Ihre neuen Essens- und Lebensgewohnheiten sich in Ihrem Gehirn verankert, und die Nervenverbindungen Ihrer alten Gewohnheiten haben sich gelockert. Ab jetzt geht es leichter und Sie sind in Ihrem neuen Leben angekommen. Sie essen weniger, langsamer, bewusster und gesünder. Sie essen nur wenn Sie Hunger haben und hören auf, wenn Sie satt sind. Sie genießen Ihre Mahlzeiten und Ihr neues Leben. Sie fühlen sich wohl und die Stimme „Du-bist-zu-dick" in Ihrem Unterbewusstsein quält Sie endlich nicht mehr. Sie werden sich wie befreit fühlen.

Entdecken Sie neue Glücksquellen

Sie werden Ihren kiloschweren „Schutzpanzer" verlieren. Sie werden sich andere, ungewohnte Glücksquellen ins Leben holen. Ihr Umfeld, ihre Wohnung, ihre Freizeitaktivitäten werden sich ändern, ja sogar Ihre Partnerschaft wird sich verändern. Ihr Partner wird Sie als kraftvollen Menschen kennenlernen, der vor Selbstbewusstsein strotzt.

Sie werden auch für sich selbst einen neuen inneren Weg gehen. Sie werden sich im Laufe Ihrer körperlichen Wandlung auch die Frage nach sich selbst stellen. Wer bin ich? Werde ich nach meinem Gewichtsverlust von 20, 30 oder mehr Kilo noch derjenige sein der ich war? Die Antwort ist nein. Sie werden ein anderer sein, sie werden sich auf Ihrem Weg neue Prioritäten im Leben setzen, Anderen, auch dem Partner anders gegenübertreten. Es geht nicht nur um Gewichtsverlust, es geht auch um innere Reifung, um Verantwortung für Ihr Leben und Ihren Körper.

Doch Sie müssen das alles auch wirklich wollen und aus vollem Herzen bejahen. Nur dann werden Sie ihren ureigenen Weg zu ihrem persönlichen Wohlfühl- und Gesundheitsgewicht finden. Es ist Ihr Weg, nur Sie allein können ihn gehen, machen Sie noch heute die ersten Schritte.

Glauben Sie an sich selbst!

Sagen Sie nicht: „Ich kann das nicht! Ich bin so dick, ich schaffe das niemals, schlank zu werden. Ich habe schon so viel versucht, es klappt bei mir nicht." Warum glauben Sie, warum Sie es nicht schaffen abzunehmen? Denken Sie darüber nach, und formulieren Sie dann Ihre persönlichen „Sabotage- sätze" in Erfolgssätze um: z. B. aus „Ich bin zu schwach" machen Sie „Ich bin stark". Oder aus „In meinem Leben hat bisher nur wenig funktioniert" wird zu: „In meinem Leben haben schon viele Dinge funktioniert". Denken Sie an Beispiele in Ihrem Leben, die Ihre Erfolge zeigen. Denken Sie auch darüber nach, wie Sie es geschafft haben, ein Projekt zum Erfolg zu bringen. Sie haben z. B. eine Familie, Kinder, einen Schulabschluss, eine Berufsaus- bildung… usw. Oder wenn Sie glauben, Sie können das nicht, dann denken Sie an die vielen Dinge, die Sie können. Sie können z. B. tollen Kuchen backen, Auto fahren, den Urlaub organisieren, Sie sind handwerklich geschickt – all das haben Sie bisher gemanagt. Finden Sie Ihre persönliche Erfolgsgeschichte.

Erfolgstagebuch

Auch jetzt wieder: Schreiben Sie Ihre Erfolgsgeschichten in Ihr Erfolgstage- buch und ersetzen Sie Ihre „Sabotagesätze" durch „Erfolgssätze". Formulieren Sie nun sogenannte Affirmationen, also stärkende Sätze, die Ihnen für Ihr Abnehmprogramm Kraft schenken. Schreiben Sie auch diese auf.

Was sind Affirmationen? Affirmationen sind kraftspendende Sätze, die Sie laut oder im Stillen zu sich sprechen können, um sie in Ihrem Gehirn zu verankern. Diese positiven Gedanken werden Ihnen Energie spenden und Ihr Abnehmprojekt positiv unterstützen. Hier ein paar Beispiele:

* Ich freue mich darauf, endlich schlanker zu werden
* Ich gehe meinen Weg in ein schlankeres Leben achtsam und bewusst
* Ich lasse meine Kilos los und gewinne Energie für mein Leben
* Ich habe genug Kraft mein Ziel zu erreichen
* Ich lasse mich von niemandem mehr von meinem Ziel abbringen
* Ich schaffe das!

Sie haben nun Ihre persönlichen Kraftsätze oder einen ganz besonderen Kraftsatz formuliert. Sprechen Sie diesen Kraftsatz nun täglich laut oder im Stillen. Zur Erinnerung wählen Sie einen kleinen Talisman für sich aus. Es sollte etwas Schönes, Positives sein. Vielleicht ein Handschmeichler, wie ein schöner Stein, ein besonderer Schlüsselanhänger oder ein buntes Armband, vielleicht ein auffälliger Ring oder eine Kette. Immer wenn Sie das Erinnerungsstück sehen oder in Ihre Hand nehmen, sprechen Sie Ihren persönlichen Kraftsatz. Glauben Sie an Ihre Kraft zur Veränderung!

3.2   Das Ziel ins Visier nehmen

Sich ein großes Ziel setzen, sich ein besseres, gesünderes Leben wünschen, das ist der erste Schritt. Dann muss Ihr Traum jedoch Form annehmen. Träumen Sie intensiv, stellen Sie sich Ihr neues Leben vor, malen Sie es sich vor Ihrem geistigen Auge aus. Lernen Sie, wie Sie Ihren Traum so drängend werden lassen, dass Sie sich darauf freuen, ihn Wirklichkeit werden zu lassen.

Wenn Sie es mit Ihrem Ziel, schlank zu werden wirklich ernst meinen, dann müssen Sie das Ziel zunächst vor Ihrem geistigen Auge Wirklichkeit werden lassen. Erwecken Sie damit das Ziel zum Leben. Machen Sie dazu eine Übung. Es kostet nicht viel Zeit, Sie können es gleich jetzt auf der Stelle machen, und Sie werden danach entspannt und energiegeladen sein, versprochen!

Dieses Buch wirkt nur, wenn Sie aktiv mitmachen. Es wird noch viel Mitarbeit von Ihnen gefordert werden – aber jeder aktive Einsatz von Ihnen wird Sie ihrem Ziel einen wichtigen Schritt näherbringen. Stimmen Sie sich gleich jetzt mit dieser Übung ein! Diese Übung wird Sie zum Handeln motivieren und Ihr Ziel in Ihrer Fantasie lebendig halten, wenn Sie sie öfters wiederholen. Nehmen Sie sich die paar Minuten Zeit.

Übung – Visualisierung meines schlanken Ichs

Schließen Sie die Augen. Atmen Sie ein paar Mal tief durch, und lassen Sie dann für ein paar Atemzüge den Atem frei fließen. Lenken Sie nun Ihre Gedanken auf Ihren Wunsch. Lassen Sie die Augen geschlossen und „sehen" Sie, wie Ihre Fettpolster allmählich abschmelzen. Wie Ihre Kleidung zu weit wird. Wie Sie die Kraft haben, sich aus Ihrem übergewichtigen Körper herauszuschälen. Wie Sie Ihren Fettkokon abwerfen und ihn hinter sich lassen. Als leichter, befreiter und aktiver Mensch sind Sie nun aus Ihrem „dicken" Ich herausgetreten. Schauen Sie genau hin. Sind Sie noch unsicher bei den ersten Schritten als schlanker Mensch? Wie sehen Sie aus, wie fühlen Sie sich? Fühlen Sie sich erstmal fremd in Ihrem „neuen" Körper? Freuen Sie sich darauf, endlich schlank und gesund zu sein, oder macht es Ihnen Angst? Gehen Sie im Geiste die ersten Schritte als schlanker Mensch. Hat sich in Ihrer Umgebung oder am Arbeitsplatz etwas verändert, ist die Wohnung verändert? Wie riecht es? Tragen Sie einen besonderen Duft oder ein Rasierwasser? Spüren Sie mit allen Sinnen ihr neues Leben. Was riechen Sie, was schmecken Sie, was fühlen Sie, was sehen Sie, was hören Sie? Fantasieren Sie, was das Zeug hält. Tauchen Sie für ein paar Minuten ganz in diese neue Welt ein. Auch wenn Ihnen bei dieser intensiven Visualisierung noch etwas mulmig geworden ist, sollten Sie diese Übung oft wiederholen. Vielleicht am Anfang sogar jeden Tag. Damit gewöhnen Sie sich langsam an die Veränderungen, die Ihnen bevorstehen, auch wenn später nicht immer alles eins zu eins so wird, wie Sie es sich vorgestellt haben. Verlassen Sie nach dieser intensiven Visualisierung Ihr neues Leben und kehren Sie in ihren Alltag zurück.

Erfolgstagebuch

Sie haben die Übung durchgeführt? Nehmen Sie Ihr Erfolgstagebuch und fassen Sie kurz zusammen, welche Gedanken und Gefühle Ihnen durch den Kopf gegangen sind. Sie können auch eine Geschichte schreiben oder Ihr neues Leben malen.

Wir werden im Folgenden gemeinsam einen Plan zur Gewichtsreduktion entwickeln, der auf Ihr persönliches Energiepotenzial und Ihr Lebenstempo zugeschnitten ist. Respektieren Sie Ihre eigenen Grenzen und vergleichen Sie sich auf keinen Fall mit anderen, schon gar nicht mit Personen aus den Hochglanzmagazinen, die mit „Wunderdiäten" unglaublich viel Gewicht verloren haben.

Sie müssen Ihren eigenen Weg gehen, ein Weg der nur für Sie stimmig ist und Ihr ureigenes Ziel anvisieren! Ihr individuelles Ziel muss erstmal gar nichts zu tun haben mit „Idealgewicht" oder „Normalgewicht". Es geht zuerst darum, dass Sie sich in Ihrem Körper und mit Ihrem Körper wieder wohlfühlen und Sie Ihre neue Leichtigkeit genießen und auch in Zukunft nicht mehr missen wollen. Und es geht auch darum, dass mit Ihrer Gewichtsabnahme körperliche Beeinträchtigungen oder Krankheiten, die durch das Übergewicht entstanden sind, wieder ausheilen.

3.3   Was wollen Sie genau?

Nur wenn Sie genau benennen können, was SIE wollen, steigt auch die Wahrscheinlichkeit, dass Sie es bekommen. Die meisten Menschen können genau sagen was Sie nicht wollen: Ich will nicht mehr so dick sein, ich will nicht mehr so komisch angeguckt werden, wenn ich mich in der Öffentlichkeit bewege, ich will nicht mehr von meinem Arzt ermahnt werden, endlich abzunehmen… usw. Doch was wollen Sie? Nur wenn Sie genau sagen können, was Sie wollen, können wir gemeinsam einen Plan entwickeln, wie Sie es bekommen.

Verfolgen Sie nicht die falschen Ziele
Es ist jedoch nicht immer so, dass Sie mit einer Gewichtsabnahme auch erhalten was Sie sich eigentlich wünschen. Sie wollen schlank werden, weil Sie sich damit mehr Aufmerksamkeit von Ihrem Partner erhoffen? Sie wollen Gewicht verlieren, weil Sie endlich schickere Kleidung tragen wollen und von anderen beachtet und bewundert werden wollen? Sie wollen abnehmen, weil Ihr Arzt das will? Ihr erklärtes Ziel ist aber nur „Gewicht verlieren". Wenn Sie danach feststellen, dass ihr Partner Sie nicht aufmerksamer behandelt als vor der Gewichtsabnahme oder die schickere Kleidung, die Sie nun tragen, nicht zu bewundernden Blicken in der Öffentlichkeit führt, ja, dann haben Sie Ihr eigentliches Ziel nicht erreicht und Sie werden frustriert und enttäuscht sein. Das kann dazu führen, dass Sie nach Ihrer erfolgreichen Gewichtsabnahme ihren Erfolg wieder sabotieren und wieder in alte Ess- und Verhaltensmuster zurückfallen.

Deshalb verfolgen Sie nicht die falschen Ziele! Bedenken Sie, dass Sie andere Menschen nicht mit Ihrer Gewichtsabnahme zu einem bestimmten Verhalten veranlassen können. Sie können nur an sich selbst arbeiten, sich selbst verändern. Verfolgen Sie nur ICH-Ziele, die Sie selbst beeinflussen können.

Ihre ICH-Ziele

Ich möchte abnehmen, weil

* Ich mich in meinem Körper wohler fühlen will
* Ich wieder gesund werden möchte
* Ich ein harmonisches Körpergefühl bekommen möchte
* Ich mich dann wieder frei bewegen und durchatmen kann
* Ich dann wieder viele Dinge machen kann, bei denen mich meine Körpermasse bisher behindert hat
* Ich ein neues, befreiteres Lebensgefühl erleben möchte
* Ich Körper und Seele in Einklang bringen möchte

Sie können diese Liste noch ergänzen. Wie können Sie Ihr ICH-Ziel erreichen? Einige der genannten ICH-Ziele erreichen Sie durch eine Gewichtsabnahme. Andere Ziele, wie ein harmonisches Körpergefühl oder ein befreiteres Lebensgefühl, erfordern weitere Maßnahmen, die zusätzlich zur Gewichtsabnahme zu einer seelischen Weiterentwicklung führen.

> **Erfolgstagebuch**
>
> Was soll sich nach der Gewichtsabnahme ändern? Was erwarten Sie von anderen? Was sind Ihre ICH-Ziele? Denken Sie wieder in entspannter Atmosphäre nach, und schreiben Sie auf, was Sie sich von der Gewichtsabnahme erhoffen.

3.4   Lassen Sie sich nicht zu viel Zeit

Sicher, Ihr Übergewicht ist nicht über Nacht entstanden. Es hat Jahre gedauert, bis sich die 20, 30 oder mehr Kilos auf Ihrem Körper festgesetzt haben. Erst war es nur ein Kilo, dann jedes Jahr vielleicht 2 kg mehr – Sie haben sich ja auch nicht dauernd gewogen. Doch Jahr um Jahr gab es immer nur ein Mehr und nie ein Weniger an Kilos. Und immer waren da Ereignisse, gegen die Sie machtlos waren. Die Schwangerschaften, ja wenn das Kind erstmal da ist, nehme ich ab. Hat nicht funktioniert. Haushalt, Beruf und zwei kleine Kinder, der ganze Stress, man gönnt sich ja sonst nichts. Dann die Wechseljahre, ja, du bist ja keine junge Frau mehr, Größe 44, Größe 46, oder XXL, das ist eben so, man muss sich mit dem veränderten Körper eben abfinden. Meine Freundinnen sind schließlich auch dicker geworden…

Lassen Sie Ihr Gewichtsproblem nicht dringlich werden

Ziehen Sie die Reißleine bevor das Gewichtsproblem dringlich wird, sonst könnten Sie von einem nicht zu überhörenden Weckruf aus Ihrem Schlaf gerissen werden. Plötzlich stellt der Arzt fest, dass Ihre Blutwerte aus dem Ruder laufen, Ihr Blutdruck zu hoch ist und Sie viel zu hohe Blutzuckerwerte haben. Oder Ihre Gelenke machen nicht mehr mit, und Sie können nicht mehr schmerzfrei laufen. Warten Sie nicht, bis Sie Ihren Körper unwiederbringlich geschädigt haben.

Wie kann ich Sie motivieren, endlich mit der Gewichtsabnahme zu beginnen? Ich kann reden und es Ihnen schmackhaft machen und begeistert erzählen, wie Sie sich fühlen werden, wenn Sie wieder leichter und gesünder sind. Motivieren kann ich Sie jedoch nicht. Das müssen Sie selbst tun. Ich kann Sie nicht dazu bringen etwas zu tun, was Sie eigentlich nicht tun wollen. Ist das bei Ihnen so? Wollen Sie in Wirklichkeit gar nicht abnehmen? Lesen Sie dieses Buch nur, um nachher sagen zu können: ja, ja ich habe da dieses Buch übers Abnehmen gelesen und habe alles versucht, aber das Buch hat mir nicht geholfen, ich habe nicht abgenommen?

Das bringt uns nicht weiter. Ihnen werden das Abnehmprogramm und die Umstellung des Lebensstils nur dann gelingen, wenn Sie es gern tun. Wenn Sie Freude daran haben, hier mitzumachen. Wenn Sie sich mit Begeisterung jeden Tag aufs Neue in Ihr gesundes Leben stürzen.

Alles gut und schön. Das können Sie nicht? Sie stehen morgens auf und haben schon keine Lust, sich durch einen weiteren Diät-Tag zu quälen? Sie verstehen nicht, was das alles soll? Das bringt ja nichts. Es ist Quälerei und hinterher ist sowieso wieder alles beim Alten. Wenn Sie so denken, dann wird es nichts mit dem Abspecken.

Begrüßen Sie Ihr schlankes Ich

Wichtige Lebensveränderungen müssen erst in unserer inneren Wahrnehmung entstehen und innerlich bejaht werden. Wenn Sie davon überzeugt sind, dass Sie ein Stück von sich selbst aufgeben, wenn Sie dünn werden, oder Ihnen lebenslange Quälerei bevorsteht, blockieren Sie innerlich Ihre Gewichtsabnahme. Nur, wenn Sie Ihr neues „schlankes" Selbstbild begrüßen und sich innerlich im Einklang damit fühlen, wird sich auf dieser soliden Basis auch im Außen etwas verändern. Beginnen Sie noch hier und heute! Ihre Lebenszeit ist kostbar! Lassen Sie es nicht Jahr für Jahr so weitergehen.

> Beginnen Sie jetzt, hier und heute mit Ihrer Ernährungsumstellung!

3.5 Trainieren Sie Ihr Gehirn auf Schlank

Statt missmutig in den Tag zu blicken, müssen Sie für sich eine glückliche Vision Ihres Tages entwickeln. Sozusagen ein Hintergrundbild für Ihren Tag. Erwecken Sie Ihre schlanke Zukunft nochmal mit der Visualisierungsübung vor Ihrem geistigen Auge zum Leben. Machen Sie dieses Bild so präsent, dass Sie jeden Tag schon ein Stück weit in diesem Bild leben. Sehen Sie sich in dieser Zukunftsvision schon herumgehen. Denken Sie daran, wenn Sie einschlafen, wenn Sie aufstehen und wenn Sie tagsüber einen Durchhänger haben.

Das ist Ihr Trainingsprogramm fürs Gehirn

Ja, Sie können Ihr Gehirn trainieren, Ihren Wunsch zu unterstützen. Wenn Sie bestimmte Gedanken immer wieder und wieder denken, dann bilden sich im Gehirn neue Verschaltungen der Nervenzellen. Zunächst verschaltet sich nur mal eine Zelle mit einer anderen. Sie haben die Visualisierungsübung zum ersten Mal gemacht. Doch morgen machen Sie die Übung wieder. Dabei entspannen Sie sich und machen eine kleine Meditation. Jetzt verschalten sich weitere Nervenzellen, vielleicht sogar ein kleines Geflecht von Nervenzellen, weil Sie ja die Visualisierung mit einer Meditation verknüpft haben. Am nächsten Tag gehen Sie im Wald spazieren und machen dort auf der Bank Ihre Visualisierungsübung. Die neu verschalteten Nerven werden wieder aktiviert und mit Nerven, die melden „Entspannung, Wald", weiter verknüpft. Immer mehr Nerven verschalten sich und im Zentrum ist der Gedanke „mein neues Leben, mein schlankes ICH". Je häufiger Sie dann den Gedanken denken, desto stabiler wird der ganze Nervenknoten und funkt das volle Programm: Schlank werden, ein schönes Leben, ein gutes Gefühl, Wald, Entspannung, ein wahres Glücksfeuerwerk. Wenn ständig das Gehirn meldet, schlank ist toll, dann will es alles was dick macht nicht mehr so gerne essen, weil es ja nicht mehr in das neue verinnerlichte Selbstbild passt. Jetzt ist es so weit, auch im „Außen" fällt es uns leichter eine neue Gewohnheit anzunehmen.

Wie schnell lernt das Gehirn?

Wie lange dauert es, bis sich ein stabiles Netzwerk im Gehirn gebildet hat? Wenige Wochen. Wenn Sie die Visualisierung z. B. täglich über drei Wochen praktizieren, dann haben Sie Ihr Gehirn neu programmiert. Das gilt nicht nur für Ihr „Schlank-Denken", das gilt im Grunde genommen für jede neue Gewohnheit, die Sie in Ihr Leben nehmen wollen. Halten Sie drei

Wochen durch und üben Sie die Gewohnheit jeden Tag, dann haben Sie es geschafft. Dann haben Sie die neue Gewohnheit in Ihrem Hirn verschaltet und Geist und Körper sind willig. Jetzt wird Ihr neues Denken und Fühlen Sie auf Ihrem Weg in Ihr schlankeres Leben unterstützen.

Das gilt auch für neue Ernährungsgewohnheiten, die Sie in Ihr Leben integrieren. Drei Wochen jeden Tag Vollkornbrot zum Frühstück und es läuft von selbst. Zack – Gehirn neu verschaltet, Vollkornbrot gehört zum Frühstück, abgehakt. Wasser statt Zuckerlimo. Drei Wochen täglich getrunken – und zack, Zuckerlimo schmeckt nicht mehr. Probieren Sie es aus, es wird bestimmt auch bei Ihnen funktionieren!

Ihr neues Selbstbild im Gehirn

Das neue Selbstbild im Gehirn wird Sie ab dann automatisch auf Ihrem Weg begleiten und Ihnen die Begeisterung schenken, jeden Tag mit Spaß etwas für Ihr Abnehmprojekt zu tun. Wie kann das bei Ihnen aussehen? Sie werden es nicht mehr gut finden, bestimmte Dinge zu essen; sie werden bewusster auswählen und sich damit besser fühlen. Sie werden schon nach dem Aufstehen Lust auf ein gesundes, kalorienarmes Frühstück haben, weil Sie danach wissen, Sie haben etwas für sich und Ihr neues Leben getan. Sie werden um 11 Uhr, wenn Sie vielleicht sonst einen Schokoriegel oder Kuchen gegessen haben, stark bleiben und nur einen Kaffee trinken und sich danach gut fühlen. Sie werden abends mit ruhigem Gewissen einschlafen, weil ein Tag endet, der Sie Ihrem Ziel wieder nähergebracht hat. Geschafft. Morgen ist ein neuer Tag, auf den Sie sich freuen, denn Sie brennen darauf, mit Ihrem Projekt weiterzumachen.

3.6   Machen Sie Ihre Gewichtsabnahme zum Projekt

Projekt Gewichtsabnahme. „Ich wiege 30 kg zu viel! Das wird ja ein Riesenprojekt". Genau! Das wird eine große Anstrengung, aber auch eine große Leistung! Wenn Sie das schaffen, dann schaffen Sie auch ganz andere Dinge. Machen Sie sich nie zum Opfer, sondern zum Handelnden. Sie sind dick geworden, keine Meisterleistung. Aber was war, war. Jetzt stehen Sie hier, 30 kg Übergewicht, von hier geht es los.

Sie wissen sicher aus der Arbeitswelt: Jedes große Projekt braucht eine gute Planung, sonst wird das nichts. Wir werden auch Ihr Projekt „Gewichtsabnahme" professionell planen. Dann wird das Projekt in kleine

Teilschritte zerlegt, die Sie nach und nach abarbeiten. Ja, auch bei anderen Großprojekten läuft dann doch nicht immer alles nach Plan. Das weiß ich auch. Doch wir werden gemeinsam aus Fehlern lernen. Auch dafür werden wir Strategien entwickeln, damit es weitergeht. Jeder Fehlversuch ist eine Lehrstunde und ermöglicht persönliches Wachstum. Wenn Sie feststellen, dass der eingeschlagene Weg eine Sackgasse ist, gehen Sie einen anderen Weg.

3.7 Wie komme ich auf die Erfolgsspur?

Lernen Sie aus Ihren Erfolgen
Aus Fehlern lernen ist die eine Sache, doch viel effektiver ist es oft, aus seinen Erfolgen zu lernen. Denken Sie einmal an eine Situation in Ihrem Leben, die ein voller Erfolg war. Wo Sie etwas Großes geschafft haben. Was haben Sie getan, damit das Projekt zu einem Erfolg wurde?

Sie wollen, dass Ihr Gewichtsabnahmeprojekt ein Erfolg wird, und Sie wollen Ihr Projekt endlich professionell angehen. Bravo! Sie wollen raus aus Ihrer Komfortzone und Neues ausprobieren? Sie wollen die Initiative ergreifen. Sie wollen nicht mehr reden und argumentieren, warum etwas nicht geht, Sie wollen aktiv werden und am Ball bleiben?

Wie komme ich auf die Erfolgsspur? Was machen Übergewichtige, die es schaffen abzunehmen, anders?

Hier ein paar Tricks, wie auch Sie in die Erfolgsspur einscheren können

* Übergewichtige, die es schaffen abzunehmen, **stellen sich das Ergebnis ihrer Gewichtsabnahme vor ihrem geistigen Auge vor.** Was heißt das für Sie? Sie haben das ja schon mit einer Übung aus diesem Buch gemacht. Sie sind in Gedanken ja bereits in Ihr Leben nach der Gewichtsabnahme eingetaucht. Sie haben sich das neue Leben in 3D, groß und in Farbe vor Ihrem geistigen Auge angesehen. Haben Sie sich dabei großartig gefühlt? Haben Sie förmlich die neuen Kleider auf Ihrem schlanken Körper gespürt? Gut gemacht! Wiederholen Sie diese Übung öfter. Weiter geht's!
* Übergewichtige, die es schaffen abzunehmen, **schenken ihrer Gewichtsabnahme ihre ganze Aufmerksamkeit.** Sie denken abends vor dem Einschlafen an ihr Projekt und morgens nach dem Aufstehen. Was heißt das für Sie? Stellen Sie sich nachts vor dem Einschlafen vor, wie Sie morgen den neuen Tag mit einem gesunden, schlanken Frühstück beginnen und

wie Sie Ihren neuen Abnehm-Tag morgen gestalten. Machen Sie Ihr „Projekt Gewichtsabnahme" zur obersten Priorität. Alle anderen Projekte kommen erst an die Reihe, wenn Sie Ihr Gewichtsabnahme-Projekt für diesen Tag organisiert haben.

- Übergewichtige, die es schaffen abzunehmen, **können es kaum erwarten, mit ihrem Abnehmprojekt zu beginnen.** Im Kopf hat es endlich „Klick" gemacht, und sie brennen darauf, jetzt endlich Ernst zu machen. Was heißt das für Sie? Sie sollen sich für Ihr Projekt „Gewichtsabnahme" begeistern, es ungeduldig erwarten können, sofort zu starten und aus jedem verlorenen Kilo mehr Kraft und Energie für das Projekt schöpfen.
- Übergewichtige, die es schaffen abzunehmen, **haben sich einen genauen Plan für ihr Projekt erstellt.** Sie haben sich ein Notizbuch gekauft und ihr Gewichtsabnahme-Projekt schriftlich ausgearbeitet. Was heißt das für Sie? Auch Sie werden für sich einen schriftlichen Plan entwickeln. Ihr Erfolgstagebuch ist dabei der Schlüssel zum Abnehm-Erfolg. Wir werden dort gemeinsam eine Bestandsaufnahme Ihres Gewichtsproblems machen und schriftlich einen genauen Plan mit Zeitplan für Ihr Projekt ausarbeiten. Während Ihrer gesamten Gewichtsabnahme wird das Tagebuch Ihr Begleiter sein.
- Übergewichtige, die es schaffen abzunehmen, **setzen sich Gewichts-Etappenziele, die sie auch realistisch erreichen können.** Was heißt das für Sie? Sie dürfen sich nichts vormachen und sich nur für Sie machbare Ziele setzen. Allerdings dürfen Sie die Standards auch nicht so niedrig ansetzen, dass es nicht vorwärts geht. Etwas Herausforderung muss dabei sein. Wenn Sie 30 kg Übergewicht haben, dann können Sie nicht erwarten 5 kg pro Woche zu verlieren. Das schaffen Sie nicht und das frustriert Sie nur. 1–2 kg pro Monat, das ist realistisch. Das sind immerhin 12–24 kg im Jahr!
- Übergewichtige, die es schaffen abzunehmen, **starten noch heute,** am besten gleich jetzt mit ihrem ersten Schritt in ihr Projekt. Sie warten nicht auf den „perfekten Tag", etwa den Jahresbeginn oder das Wochenende oder nach dem Urlaub. Was heißt das für Sie? Setzen Sie sofort ein Zeichen. Ein Beispiel: Während Sie dieses Buch lesen steht neben Ihnen ein Teller mit Keksen und ein eisgekühltes Getränk mit Zucker? Stehen Sie auf, packen Sie die Kekse wieder in die Dose zurück, und machen Sie sich ein Glas Mineralwasser mit ein paar Scheiben Zitrone oder Orange und genießen Sie die eingesparten Kalorien. Heute und jetzt, das ist Ihr „Tag 1" Ihrer Ernährungsumstellung für Ihr schlankeres Leben.

* Übergewichtige, die es schaffen abzunehmen, **lernen ihre persönlichen Fallstricke zu umgehen.** Was heißt das für Sie? Sie müssen genau aufpassen und erkennen, wo Ihre persönlichen Fallstricke liegen. Das kann z. B. sein, dass Sie weiteressen, obwohl Sie satt sind, dass Sie sich zu viel auf Ihren Teller laden und diesen auch immer leer essen, und, und, und. Identifizieren Sie Ihre Fallstricke und entwickeln Sie Strategien, diese zu umgehen. Um in unseren Beispielen zu bleiben, könnten Sie von einem kleineren Teller essen oder sich nach 20 min fragen, ob Sie satt sind und dann aufhören zu essen, da nach ca. 20 min das Sättigungsgefühl eintritt.

* Übergewichtige, die es schaffen abzunehmen, **lernen aus ihren Fehlern** und ändern die Strategie, wenn sie etwas identifiziert haben, was nicht funktioniert. Was heißt das für Sie? Sie haben schon eine Diät hinter sich? Sie haben damit abgenommen? Ja? Warum hat es dann nicht funktioniert? Warum sind Sie jetzt nicht schlank? Seien Sie ehrlich zu sich selbst! Was ist hier schiefgelaufen? Schauen Sie sich ihre Fehler genau an. Überlegen Sie, wo der Fehler lag – nur so können Sie vermeiden, dass Sie wieder an diesem Fehler scheitern. Hier ein paar Beispiele:

  – Ich habe die Diät angefangen und war auch erfolgreich, doch dann kam mir etwas dazwischen. Was kann ich tun? Analysieren Sie, was passiert ist? Waren Sie plötzlich mit einer stressigen Situation konfrontiert, die Sie Ihre Diätbemühungen über den Haufen werfen ließ? Hat das Essen Sie entspannt? Wir werden gemeinsam eine Strategie entwickeln, wie Sie stressige Situationen anders als durch Essen bewältigen!

  – Ich habe mir zu hohe Ziele gesetzt und nicht durchgehalten. Was kann ich tun? Wir werden gemeinsam einen auf Sie zugeschnittenen Abnehmplan erstellen, der Sie nicht überfordert.

  – Ich habe begeistert mit der Diät angefangen und auch Gewicht verloren, doch dann habe ich trotz Diät nicht weiter abgenommen, dann war mir alles egal. Was kann ich tun? Wir werden gemeinsam eine Strategie für Abnehm-Durchhänger entwickeln.

  – Immer nur Salat und Gemüse, das war nach einer Weile nur noch Quälerei, das habe ich auf Dauer nicht geschafft Was kann ich tun? Einseitige Diäten und Diäten, die Ihre Lieblingsgerichte verbieten, funktionieren nur eine Weile, aber nicht auf lange Sicht. Wir werden gemeinsam ein nachhaltiges Ernährungsprogramm für Sie entwickeln, bei dem auch Ihre Lieblingsgerichte nicht zu kurz kommen.

Erfolgstagebuch

Haben Sie in Ihrem Leben schon einmal ein großes Projekt zum Erfolg geführt? Wie haben Sie das gemacht? Was sagen Sie zu den Erfolgsstrategien? Überlegen Sie sich, wie sie diese umsetzen können. Was ist schiefgelaufen bei Ihren Abnehmversuchen in der Vergangenheit? Was können Sie aus Ihren Fehlern lernen? Denken Sie kurz darüber nach, und schreiben Sie Ihre Sicht der Dinge in Ihr Erfolgstagebuch.

3.8   Die Bestandsaufnahme

Heute müssen Sie ganz stark sein!
Sie müssen quasi „die Hosen runterlassen". Ab heute wird gewogen und gemessen. Ja, das muss sein.

Erfolgstagebuch

Nehmen Sie Ihr Erfolgstagebuch zur Hand und schlagen Sie eine frische Seite auf. Schreiben Sie als erstes oben rechts das Datum auf die Seite und schreiben Sie in Schönschrift „Mein Vorher-Foto" auf die Seite. Suchen Sie dann ein aktuelles Foto von sich heraus, eins auf dem Sie in voller Schönheit, aber auch in Ihrem ganzen „Umfang" zu bewundern sind. Nein, bitte kein Foto in Unterwäsche, das ist nicht nötig. Allerdings sollten Sie ganz darauf abgebildet sein. Das ist Ihr Referenzfoto, Ihr Ausgangswert. Und nun das Foto mutig in Ihr Erfolgbuch einkleben.
    Lassen Sie Ihr Erfolgstagebuch aber noch aufgeschlagen. Jetzt werden noch Ihre genauen Daten erhoben. Alles ordentlich eintragen, und Sie sind für heute entlassen.

Es geht weiter! Ab heute wird regelmäßig gewogen und gemessen. Ja, auch das muss sein. Die Stunde der Wahrheit naht: Stellen Sie sich auf Ihre Waage. Am besten nur in Unterwäsche. Sie haben schon seit Jahren gar keine Waage mehr? Ihre Waage ist alt, kaputt oder schlägt bei 120 kg an? Geht nicht! Auf ins Shopping-Center und eine neue Digitalwaage kaufen, die bis 180 kg zugelassen ist! Auch eine alte Waage sollten Sie austauschen, diese ist oft nicht mehr richtig geeicht und zeigt nicht mehr korrekt an.

Mutig sein und rauf auf die Waage!
So, und mutig rauf auf die Waage! Und? Wie sieht's aus? Jetzt unter der Überschrift „Meine Ausgangs-Maße" alle Werte mit dem heutigen Datum in

Ihr Erfolgstagebuch eintragen. Nicht schummeln und dabei großzügig nach unten abrunden. Präzise wiegen und aufschreiben! Jetzt die Körpergröße nachmessen – ja, auch die kann sich über die Jahre verändert haben – und auch eintragen. Körpergröße und Gewicht dienen zur Bestimmung ihres Body-Mass-Indexes. Schlagen Sie dazu noch einmal im Kapitel „Nur übergewichtig oder schon fettleibig?" nach. Hier finden Sie die Formel zur Berechnung des BMI und die Tabelle Kap. 2, Tab. 2.2 in der Sie direkt ablesen können, in welcher Gewichtsklasse Sie sich befinden. Wenn Sie sich nicht genau in der Tabelle wiederfinden, z. B., weil Sie 162 cm groß sind, können Sie sich an dem Wert, der Ihrer Größe nahekommt, also an 160 cm orientieren. Oder wenn Sie es ganz genau wissen wollen, rechnen Sie Ihren BMI selber aus. Es gibt kostenlose BMI-Rechner im Internet, in die Sie nur Größe und Gewicht eingeben müssen. Tragen Sie nun alle ermittelten Werte in Ihr Erfolgstagebuch ein. Schreiben Sie neben Ihren BMI-Wert auch die Kategorie Ihres Übergewichts. Sind Sie „nur" übergewichtig mit einem BMI von 25 bis unter 30 oder fettleibig mit einem BMI von 30 oder höher, oder haben Sie sogar schon die schwerste Form der Fettleibigkeit mit einem BMI von 40 oder höher? Und jetzt noch den Taillenumfang messen und eintragen, dann ist es geschafft.

Was haben Sie heute gegessen?

Jetzt geht es weiter mit einer Übersicht, „Was ich heute gegessen habe". Damit Sie sich später erinnern, was Sie früher alles über den Tag so gegessen haben und später vergleichen können. Seien Sie also ehrlich, schummeln Sie nicht, Sie belügen sich nur selbst. Also, was haben Sie gefrühstückt, zu Mittag und Abend gegessen, was haben Sie dazu getrunken? Nicht vergessen: Alle kleinen Zwischenmahlzeiten und Snacks aufschreiben. Was haben Sie beim Fernsehen geknabbert? Und was haben Sie den Tag über getrunken? Nur Wasser oder Tee mit Zucker, Kaffee mit Milch und Zucker, Limo mit Zucker oder Light? Schreiben Sie auch die Trinkmengen dazu. Sie können auch eine kleine Fotoserie in Ihr Buch einkleben und die Speisen fotografieren. Die Liste ist ganz schön lang? Ja, es ist doch immer wieder überraschend, was alles so zusammenkommt. Sie können diese kleine Übung in größeren Zeitabständen wiederholen, sodass Sie in Ihrem Erfolgstagebuch verfolgen können, wie sich Ihre Essgewohnheiten im Laufe Ihres Abnehmprojekts verändert haben. Sie werden überrascht sein und sich freuen, dass Sie damals so ehrlich waren und bei den Angaben nicht geschummelt haben.

Erfolgstagebuch

Und weiter geht's! Jetzt schreiben Sie unter der Überschrift „Meine Geschichte" auf, wie es dazu gekommen ist, dass Sie so dick wurden, wie Sie sich dabei fühlen, und wie es Ihnen gesundheitlich geht. Haben Sie schon Diäten hinter sich? Wie haben Sie sich dabei gefühlt? Warum hat es nicht geklappt mit dem Abnehmen? Was erhoffen Sie sich jetzt? Schreiben Sie über Ihre Wünsche, Ihre Zweifel. Schreiben Sie Ihre Geschichte. Seien Sie ehrlich zu sich selbst. Ich werde Ihr Tagebuch nicht lesen – niemand wird es lesen, es ist nur für Sie bestimmt. Wenn Sie „Ihre Geschichte" später wieder lesen, wird sie Ihnen immer wieder Kraft für das Weitermachen geben, auch wenn es mal einen „Durchhänger" gibt.

3.9   Wie viel muss ich abnehmen?

„Ich habe die Bestandsaufnahme tapfer gemacht, und es war ein Schock für mich. Ich habe mich gewogen, und da sind „plötzlich" 20 Kilo zu viel auf den Rippen. Das kann doch nicht wahr sein! Wo kommen die denn her? Ich habe das gar nicht gemerkt. O.k., ich war länger nicht auf der Waage, die war außerdem schon alt und hat vielleicht gar nicht mehr richtig gewogen. Jetzt habe ich eine neue Digitalwaage, oh je! Ja, und mir fällt erst jetzt auf, dass ich seit letztem Jahr wieder eine Kleidergröße mehr brauche. Aber ich habe doch gar nicht so viel gegessen." Nein?

Häppchen für Häppchen
Sie haben nicht von jetzt auf gleich zugenommen. Sie haben Ihr Übergewicht in vielen kleinen Häppchen aufgebaut. Wenn Sie jeden Tag nur etwas zu viel essen und 20 g zunehmen, das ist das Gewicht eines kleinen Briefes, dann sind das 7 kg im Jahr. In drei Jahren hätten Sie sich dann mit diesen Minimengen 21 kg Gewicht zugelegt, unglaublich, oder?

Aber so, wie sich das Übergewicht auf Ihre Hüften oder Ihren Bauch geschlichen hat, so werden Sie es auch wieder abbauen. Häppchen für Häppchen, das Sie jeden Tag weniger essen als Sie verbrauchen. Heute 50 g Gewicht weniger, morgen 50 g Gewicht weniger, übermorgen 50 g weniger und schwupp, nach einem Jahr wären 18 kg weg. Zauberei? Nein, ein guter Plan.

Nehmen Sie sich für jeden Tag nur Ihr machbares Etappenziel vor! 100 g Gewichtsabnahme alle 2 Tage, und Sie sind im Plan. Damit schaffen Sie im Monat 1,5 kg!

Abnehmen in machbaren Etappen

„Ich bin 1,70 m groß und wiege 130 kg, habe einen BMI von 45 und damit die schwerste Form der Fettleibigkeit. Und jetzt soll ich auf 72 kg abspecken, damit ich mein Normalgewicht erreiche? Wie soll das denn gehen? Das schaffe ich niemals!" Doch, das können Sie schaffen! Schritt für Schritt.

Sie sind 1,70 m groß, dann schauen Sie einmal in Tab. 3.1 in der Zeile „Meine Körpergröße 1,70 m" nach und markieren die ganze Zeile mit einem Textmarker. Dann tragen Sie in dem leeren Feld neben der Körpergröße Ihr aktuelles START-Gewicht ein. Mit Ihrem aktuellen Gewicht von 130 kg haben Sie die schwerste Form der Fettleibigkeit, die Fettleibigkeit Grad III oder Adipositas per magna. Um diese Gewichtsklasse zu verlassen, lautet Ihr erstes Zielgewicht 115 kg. Mit Erreichen dieses Gewichts verlassen Sie den Bereich der schwersten Fettleibigkeit und haben dann nur noch eine Fettleibigkeit Grad II. Das heißt, für Ihr erstes Etappenziel müssen Sie erstmal

Tab. 3.1 In Etappen abnehmen: Markieren Sie Die Zeile mit Ihrer Körpergröße

Meine Körpergröße ↓	Mein aktuelles Gewicht	Fettleibig Grad III	Fettleibig Grad II	Fettleibig Grad I	Über-gewicht	Normal-gewicht
	START	⟶	⟶	⟶	⟶	**ZIEL**
1,50 m		Über 90 kg	90–79 kg	78–68 kg	67–57 kg	**56 kg**
1,55 m		Über 96 kg	96–85 kg	84–73 kg	72–61 kg	**60 kg**
1,60 m		Über 102 kg	102–90 kg	89–77 kg	76–64 kg	**63 kg**
1,65 m		Über 109 kg	109–96 kg	95–82 kg	81–69 kg	**68 kg**
1,70 m		Über 115 kg	115–102 kg	101–87 kg	86–73 kg	**72 kg**
1,75 m		Über 122 kg	122–108 kg	107–92 kg	91–77 kg	**76 kg**
1,80 m		Über 129 kg	129–114 kg	113–98 kg	97–81 kg	**80 kg**
1,85 m		Über 137 kg	137–120 kg	119–103 kg	102–86 kg	**85 kg**
1,90 m		Über 144 kg	144–127 kg	126–109 kg	108–91 kg	**90 kg**
1,95 m		Über 152 kg	152–134 kg	133–115 kg	114–96 kg	**95 kg**
2,00 m		Über 160 kg	160–140 kg	139–120 kg	119–100 kg	**99 kg**

Quelle: Eigene Berechnungen nach der BMI-Formel (WHO 2000), Zahlen gerundet

nur 15 kg abnehmen und haben damit einen ganz großen Schritt in Richtung Gesundheit gemacht.

> Für Ihre Gesundheit zählt jedes Kilo Gewichtsabnahme!

Wenn Sie dann 115 kg erreicht haben, lautet die nächste Etappe 101 kg, d. h. Sie müssen dann weitere 14 kg abspecken und haben dann nur noch eine Fettleibigkeit Grad I. Und jetzt bis zum dritten Etappenziel sind es nur noch weitere 15 kg, dann sind Sie nicht mehr fettleibig! Ein Riesenerfolg!

Abnehmen bis zum Normalgewicht?

„Muss ich jetzt unbedingt bis auf Normalgewicht abspecken? Ich habe schon mal davon gelesen, dass leichtes Übergewicht harmlos ist und man damit sogar länger lebt." Ja, tatsächlich hat eine große Studie gezeigt, dass Übergewicht, also ein Body-Mass-Index zwischen 25 und 29,9 kg/m^2, kein großes Gesundheitsrisiko mehr darstellt (Flegal 2013). Eine neuere Studie mit Daten von über 10 Mio. Menschen zieht uns leider den Zahn vom entspannten Übergewicht. Es hat sich gezeigt, dass beim Vergleich der Gewichtsklassen die Gruppe der Normalgewichtigen die niedrigste Sterbewahrscheinlichkeit hatte. Je höher der BMI, desto höher die Sterbewahrscheinlichkeit. Für Männer ist das Fett besonders gefährlich (GBMC 2016).

Sollten Sie es endlich in die Gruppe der „nur" Übergewichtigen geschafft haben, machen Sie es sich also bitte noch nicht zu bequem, sondern gehen Sie doch noch auf die Zielgerade Richtung Normalgewicht. Die letzten 14 kg schaffen Sie jetzt auch noch. Das ist besonders wichtig, wenn Sie noch immer einiges an gesundheitsschädlichem Bauchfett mit sich herumtragen. Auch wenn sich Ihr Blutzucker oder andere Blutwerte noch nicht normalisiert haben, oder Sie noch andere Beschwerden, wie z. B. hohen Blutdruck oder Gelenkprobleme haben, sollten Sie unbedingt Normalgewicht anpeilen. Sie schaffen das!

> ### Erfolgstagebuch
> Und jetzt wieder raus mit Ihrem Erfolgstagebuch und Ihre Berechnung für die Etappenziele eintragen. Unter der Überschrift „Meine Etappenziele" schreiben Sie „Ihre" Zeile aus Tab. 3.1 ab und tragen in das freie Feld Ihr aktuelles Körpergewicht ein. Ihre Körpergröße liegt irgendwo dazwischen? Nehmen Sie die Körpergröße, die Ihrer am nächsten kommt. Wenn Sie es ganz genau wissen wollen, berechnen Sie Ihre individuellen BMI-Stufen mit einem BMI-Rechner, den Sie kostenlos im Internet finden.

3.10 Hilfe, ich bin extrem fettleibig!

Wenn Sie einen BMI von 40 oder darüber haben, wie in dem Beispiel eben vorgestellt, sind Sie extrem fettleibig. Sie müssen unbedingt abnehmen, das ist Ihnen sicher schon länger klar. Ein so großes Übergewicht ist äußerst gesundheitsschädlich und kostet Sie nicht nur Ihre Gesundheit sondern am Ende auch Ihre Lebenszeit. Gerade für Sie sind alle Tipps wichtig. Sie müssen unbedingt Ihre Essensmengen reduzieren, viel weniger Kohlenhydrate und Fett zu sich nehmen und auch insgesamt gesündere Speisen essen.

Einseitige Ernährung kann zu Mangelerscheinungen führen

Haben Sie sich über Jahre sehr einseitig ernährt und bestand Ihr Speiseplan nur aus vitamin- und mineralstoffarmen Gerichten? Salate und Gemüse, Fehlanzeige? Dann können Sie sogar an einem handfesten Vitamin- und Mineralstoffmangel leiden. Ich brauche Ihnen hier nicht aufzählen, welche Nahrungsmittel dazu geführt haben, dass Sie so dick geworden sind. Wenn Sie in dieser Gewichtsklasse spielen, wissen Sie selbst genau, was an Ihrer Ernährung nicht stimmt. Es ist klar, dass wir hier etwas ändern müssen. Lesen Sie einfach weiter, ich werde Ihnen helfen, das zu ändern.

Ich kann hier aber nur noch einmal betonen, wenn Sie es ernst meinen mit einer Lebensänderung und einer Ernährungsumstellung zur Gewichts-abnahme, werden Sie unbedingt bei Ihrem Hausarzt vorstellig. Erzählen Sie ihm von Ihrem Vorhaben und lassen Sie sich durchchecken. Er wird Ihren Willen zur Gewichtsabnahme unterstützen und Sie ärztlich in dieser Zeit begleiten. Er wird Ihre Laborwerte in regelmäßigen Zeitabständen kontrollieren, und er kann Ihren Vitamin- und Mineralhaushalt überprüfen und Ihnen die fehlenden Vitamine verordnen, sodass Sie Ihre Speicher wieder auffüllen. Sie werden bei Ihren regelmäßigen Checks erfahren, dass sich mit einer Gewichtsreduktion und Umstellung auf gesündere Speisen Ihre Werte deutlich bessern. Das ist ein Erfolgserlebnis für Sie, das Sie weiter motivieren wird und Ihnen Kraft zum Weitermachen gibt. Damit Sie richtig stolz auf sich sein können, was Sie Großes geleistet haben.

3.11 Wie oft wiegen?

Sie haben Ihre neue Digitalwaage im Bad aufgestellt. Prima. Ich schlage vor, Sie wiegen sich ab jetzt jeden Morgen vor dem Frühstück.

Es gibt Diätratgeber, die empfehlen, sich nur einmal die Woche zu wiegen, um sich nicht jeden Tag zu verderben, an dem die Waage ein

„Mehr" statt ein „Weniger" zeigt. Ich halte nichts davon. Wenn Sie sich jeden Morgen wiegen, dann können Sie besser einschätzen, wie Sie Ihren Tag essensmäßig gestalten. Haben Sie im Vergleich zum Vortag zugenommen, dann können Sie heute schnell gegensteuern. Sie sind heute mit der Freundin zu Kaffee und Kuchen verabredet, wiegen aber ein halbes Kilo mehr als gestern? Dann verzichten Sie lieber auf den Kuchen, damit am Ende der Woche dann doch noch ein Minus auf Ihrem Gewichtskonto steht.

Wiegen Sie sich unbedingt täglich, lassen Sie das Wiegeritual in Fleisch und Blut übergehen. Erlauben Sie sich keine längere Pause. Stecken Sie nicht den Kopf in den Sand, nach dem Motto: Jetzt habe ich mich gestern nicht an das Ernährungsprogramm gehalten, jetzt will ich das Elend nicht auch noch auf der Waage sehen. Doch! Stellen Sie sich mutig auf die Waage und sehen Sie sich den Schaden an. Aber vergessen Sie nicht: Mit jedem Wiegen beginnt ein neuer, frischer Tag. Machen Sie es heute besser und haken Sie den Ausrutscher von gestern ab. Gewöhnen Sie sich keine „jetzt-ist-es-sowieso-egal"-Mentalität an! Lange Wiegepausen machen dick!

> Wiegen Sie sich jeden Tag! Das Absinken des Gewichts ist Ihr bester Kontrollwert für das Projekt Gewichtsabnahme. Was am Ende zählt „ist auf der Waage"!

Welche Speisen machen mich dick und welche schlank?

Durch tägliches Wiegen können Sie auch feststellen, welche Speisen Sie dickmachen. Wenn Sie z. B. am nächsten Morgen 300 g mehr wiegen, überlegen Sie, was Sie am Vortag gegessen haben. Da war mindestens ein Dickmacher dabei. Identifizieren Sie ihn. War es ein kräftiger Eintopf? Eine salzige Suppe oder eine Roulade mit Kartoffeln und Rotkohl? Oder haben Sie nur eine zu große Portion gegessen? Wenn Sie beim morgendlichen Wiegen jedoch feststellen, dass Sie 200 g weniger wiegen, dann denken Sie auch nach, was und wie viel Sie am Vortag gegessen haben. Hier waren Schlankspeisen am Werk. Schreiben Sie sich diese Schlankspeisen in Ihr Erfolgstagebuch. Also ich zum Beispiel nehme immer ab, wenn ich als Hauptgericht Apfelpfannkuchen esse. Gut gehen auch Tomate-Mozzarella (in der Light-Version) oder eine kleine Portion Käsespätzle (mit fettreduziertem Käse). Klappt immer! Am nächsten Tag ist nie Frust auf der

Waage. Doch das sind „meine" Schlankmacher. Das können bei Ihnen ganz andere Speisen sein. Beobachten Sie die Waage. Das ist echt spannend! Und ärgern Sie sich nicht, wenn es an einem Tag mal ein „Mehr" auf der Waage und kein „Weniger" ist. Sie haben dann nur wieder gelernt, was nicht funktioniert und einen neuen Dickmacher identifiziert. Heute ist ein neuer Tag, und Sie können wieder mit einer Ihrer Schlankspeisen gegensteuern.

Nicht immer zeigen Gewichtsschwankungen von Tag zu Tag einen Fett-abbau an. Wenn Sie zum Beispiel am Vortag eine sehr salzhaltige Speise oder Suppe gegessen haben, dann bindet das Salz im Körper Wasser, was am nächsten Tag das Gewicht auf der Waage erhöht. Aber erklären Sie jetzt nicht jede Gewichtszunahme mit der Einlagerung von Wasser in den Körper. Die Gewichtstendenz muss im Laufe der Woche schon nach unten zeigen, sonst sind Sie nicht im Plan.

Erfolgstagebuch

Jetzt brauchen Sie für Ihr Erfolgstagebuch einen Kalender in den Sie ab jetzt Ihr tägliches Gewicht eintragen. Es gibt solche Kalenderübersichten mit etwas Platz für kleine Notizen im Schreibwarenhandel. Sie können sich auch am Computer ein Kalenderdatenblatt erstellen und dieses in Ihr Tagebuch ein-kleben.

Sie sollten für sich auch ein Jahresdiagramm, wie Sie es in Abb. 3.1 sehen, erstellen. Das können Sie auf einem Blatt kariertem Papier oder am Computer erstellen. Sie tragen dort immer Ihr Wochen-Gewicht vom Freitagmorgen als Punkt ein. Mit diesem Diagramm können Sie Ihre Gewichtsentwicklung gut ver-folgen. Kleben Sie das Diagramm in Ihr Erfolgstagebuch.

Die Gewichtsentwicklung

Abb. 3.1 veranschaulicht Ihnen an einem Beispiel eine Gewichtsentwicklung eines Fettleibigen im Laufe eines Jahres, der das Schlank-Ernährungsprogramm umgesetzt hat. Bei Woche 0 ist das Startgewicht von 130 kg durch einen Punkt markiert. Und dann geht es erstmal Woche für Woche abwärts mit dem Gewicht. In Woche 10 und 11 steigt das Gewicht wieder leicht an, doch dann geht es weiter mit der Gewichtsabnahme. In Woche 23 kommt es zu einem dreiwöchigen Gewichtsstillstand und etwas später zu einem leichten Gewichts-anstieg bevor es weiter nach unten geht. Bis Woche 37, also in 9 Monaten, hat der Fettleibige bereits 14 kg abgenommen, also im Durchschnitt 1,5 kg pro Monat, ein sehr gutes Ergebnis.

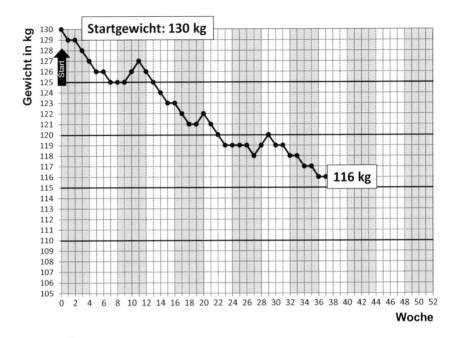

Abb. 3.1   Beispiel einer Gewichtsabnahme im Laufe des Jahres

3.12   Wie schnell kann ich abnehmen?

Ihr Lebenstempo, Ihr Körper und ein konkreter Plan bestimmen, wie schnell Sie abnehmen werden. Erschöpfung, Müdigkeit und Trägheit lähmen und verhindern, dass wir uns überhaupt auf den Weg machen. Aber auch Hast und Eile sind kein guter Plan, weil sie uns überfordern und wir nach kurzer Zeit ausgelaugt aufgeben. Das Zauberwort heißt „Dranbleiben". Mit Zähigkeit und Ausdauer werden wir das Ziel erreichen, auch wenn die Schritte, die wir machen, nur klein sind. Fangen wir mit dem Plan an. Dazu werden wir gemeinsam ausrechnen, mit welcher Gewichtsabnahme Sie realistisch rechnen können.

Wie viele Kalorien am Tag?
Zunächst ein Beispiel (siehe auch Tab. 3.2). Eine Frau, fettleibig Grad II, hat für sich einen täglichen Energieverbrauch von 2500 Kalorien (kcal) bestimmt. Sie will ab jetzt nur noch ungefähr 1300 Kalorien (kcal) am Tag essen. STOPP! Damit würden dem Körper pro Tag 1200 Kalorien (kcal) fehlen. Das sind zu wenige Kalorien für die Dame, und es ist für

Tab. 3.2 Meine Kalorienberechnung zum Abnehmen

Unser Beispiel	Hier Ihre Werte
Frau, 40 Jahre alt, 168 cm groß, leichte Bürotätigkeit	
Gewichtsklasse:	*Meine Gewichtsklasse:*
Fettleibig Grad II	
Geschätzter täglicher Energieverbrauch:	*Mein geschätzter täglicher Energieverbrauch:*
2500 (kcal)	
Davon 500 (kcal) abziehen	**Davon 500 (kcal) abziehen**
Täglicher Kalorienbedarf zum Abnehmen:	*Mein täglicher Kalorienbedarf zum Abnehmen:*
2000 (kcal)	

einen dauerhaften Abnehmerfolg gar nicht nötig so wenig zu essen. Unsere Beispiel-Frau sollte also zunächst 2000 Kalorien (kcal) am Tag essen, und sie würde damit allmählich abnehmen.

> Das tägliche Energiedefizit zum Abnehmen sollte ungefähr 500 Kalorien (kcal) betragen (DAG 2014).

So viel zu unserem Beispiel. Nun zu Ihnen! Schauen Sie sich nochmal Tab. 3.2 an, in der wir jetzt Ihre Werte bestimmen wollen.

Erfolgstagebuch

Jetzt sind Sie dran! Wir schätzen jetzt Ihren täglichen Kalorienbedarf, mit dem Sie schonend abnehmen. Nehmen Sie Tab. 3.2 und tragen Sie Ihre Gewichtsklasse ein.

Im zweiten Schritt müssen Sie Ihren täglichen Energieverbrauch schätzen. Sie können dazu Kap. 2, Tab. 2.3 nehmen, wenn Sie nur leichten bis normalen täglichen Aktivitäten nachgehen. Sind Sie jedoch aktiver oder treiben Sport, dann sollten Sie Ihren Energieverbrauch etwas genauer mit einem Rechner aus dem Internet schätzen, in den Sie Ihre individuellen Aktivitäten eingeben können. Auch wenn Sie sehr groß, sehr klein oder schon älter sind, empfehle ich, den Energieverbrauch auf diese Art genauer zu schätzen.

Um abzunehmen müssen Sie 500 Kalorien (kcal) einsparen. Ziehen Sie also 500 Kalorien (kcal) von Ihrem täglichen Energieverbrauch ab. Damit haben Sie Ihren täglichen Kalorienbedarf bestimmt, mit dem Sie abnehmen.

Bitte denken Sie aber daran: Wenn Sie kontinuierlich abnehmen, verlassen Sie Ihre Gewichtsklasse, und damit sinkt auch Ihr täglicher Energieverbrauch. Damit verringert sich natürlich auch Ihr Kalorienbedarf zum Abnehmen. Sie dürfen dann nicht mehr ganz so viel essen, wenn Sie weiter abnehmen wollen. Wiederholen Sie deshalb die Berechnung jede 5–10 kg Gewichtsabnahme. Übertragen Sie dazu Tab. 3.2 mit ein paar leeren Spalten für Ihre Werte in Ihr Erfolgstagebuch.

Täglich 500 Kalorien unter dem Verbrauch
„Pro Tag <u>nur</u> 500 Kalorien weniger essen als der Energieverbrauch beträgt: Kann man damit überhaupt zufriedenstellend abnehmen?" Man kann! Mit strengen Diäten, also Diäten, die nur maximal 800–1200 Kalorien (kcal) pro Tag erlauben, nimmt man am Anfang zwar schneller ab, aber man ist nach einem Jahr genauso schlank wie die Langsam-Abnehmer, die sich nach einem moderat kalorienreduzierten Ernährungskonzept, wie es hier vorgestellt wird, ernähren. Der dauerhafte Erfolg beider Kostformen ist nahezu gleich (Tsai 2006).

„Wie viel nehme ich ab, wenn ich es schaffe, ein moderates Energiedefizit von etwa 500 Kalorien pro Tag dauerhaft einzuhalten?" Mit einem Energiedefizit von 500 Kalorien (kcal) pro Tag muss der Körper $7 \times 500 = 3500$ Kalorien (kcal) in der Woche aus seinem Fettgewebe entnehmen. Sie wissen ja, 1 kg reines Fett enthält ungefähr 9000 Kalorien (kcal). Eine realistische Gewichtsabnahme wäre also ca. 1,5 kg pro Monat. Macht 18 kg im Jahr. 18 kg, das sind 72 Butterpakete! Packen Sie die mal in einen Rucksack und schleppen Sie den mit sich rum! Das ist doch eine stolze Gewichtsabnahme!

Der tägliche Energieverbrauch
Der tägliche Energieverbrauch kann mit den oben angegebenen Tabellen oder Formeln immer nur grob geschätzt werden. Es gibt so viele Faktoren, die den Energieverbrauch im Laufe eines Tages beeinflussen. Alles was Sie so tun und lassen muss eigentlich eingerechnet werden. Wenn Sie sonntags einen entspannten Ruhetag einlegen, verbrauchen Sie natürlich weniger Energie, als wenn Sie montags wieder mit einer körperlich anstrengenden Arbeit durchstarten. Wenn Sie dazu noch Sport treiben, erhöht sich der Energieverbrauch natürlich. Es wird an diesem Beispiel klar, dass sich Ihr täglicher Kalorienbedarf zum Abnehmen anhand dieser Formeln oder Tabellen nicht genau bestimmen lässt. Die Schätzungen können nur als grobe Orientierung dienen. Sie werden mich jetzt zu Recht fragen, was Sie denn praktisch tun können? Darauf gibt es eine einfache Antwort: **Was am Ende zählt „ist auf der Waage"!**

Praxistipp – Abnehmen ohne Kalorienzählen

Wenn Sie mit Ihrem anhand der Formeln und Tabellen geschätzten Kalorienbedarf nicht abnehmen, war die Schätzung zu ungenau, und Sie liegen mit der Kalorienaufnahme sehr wahrscheinlich noch nicht unter Ihrem Verbrauch. Dann muss die Kalorienlast Ihrer Ernährung noch etwas weiter reduziert werden. Das Ziel ist eine moderate Gewichtsabnahme von 1–2 kg pro Monat. Das sind alle 2 Tage rund 100 g weniger auf der Waage. Wenn Sie so im Plan sind, haben Sie die für Sie geeignete Kalorienmenge zum Abnehmen gefunden. Sie müssen dafür auch gar nicht ständig Kalorien zählen. Essen Sie einfach 3× täglich gesunde, fettarme Mischkost in kleinen Portionen und trinken Sie sich schlank, dann liegen Sie damit schon meist richtig. Wiegen Sie sich täglich und beobachten Sie, ob Sie im Soll sind. Mit durchschnittlich 1–2 kg weniger pro Monat liegen Sie optimal im Soll.

Wenn Sie schneller abnehmen, essen Sie zu wenig. Bitte machen Sie keine schnelleren Gewichtsabnahmen auf eigene Faust, sondern nur unter ärztlicher Aufsicht!

Realistische Einschätzung der Gewichtsabnahme

Aber denken Sie daran, dass sich kein Mensch so streng selbst an das beste Ernährungsprogramm hält. Da ist Mutters Geburtstagsfeier im Sommer, da wird beim Gartenfest geschlemmt, da kommt Weihnachten mit dem leckeren Gänsebraten, da will die Freundin mit Ihnen das neue Plätzchenrezept ausprobieren… Ja, so kleine essensmäßige Abweichler vom Ernährungsprogramm sollten Sie mit einrechnen. Sie sind auch nur ein Mensch. Wenn Sie in einem Jahr 10 bis 12 kg abnehmen, dann Respekt!

Schnellere, große Gewichtsabnahmen werden meist nur durch extreme Diätprogramme oder nach magenverkleinernden Operationen erzielt. Ich werde später noch auf die operativen Maßnahmen, die der Gewichtsreduktion dienen, eingehen. Doch alle schnellen Gewichtsabnahmen sind für den Körper extrem belastend und dürfen nur unter ärztlicher Aufsicht erfolgen.

Von extremen Diätprogrammen, wie z. B. der Nulldiät oder Diäten, die weit von einer normalen Ernährung abweichen, ist unbedingt abzuraten, da diese der Gesundheit schaden können (DAG 2014). Machen Sie solche Crash-Diäten niemals auf eigene Faust! Tun Sie das Ihrem Körper nicht an! Da diese Diäten meist auch nicht lange durchgehalten werden, kommt es oft zu Diätabbruch und einer Gewichtszunahme, die noch über dem Ausgangswert liegt, dem sogenannten Jo-Jo-Effekt.

Ziel dieses Buches ist es, im ersten Schritt mit einer normalen, gesunden, aber auch kalorienreduzierten Ernährung Ihr Übergewicht abzubauen und zur Gesundwerdung Ihres Körpers beizutragen. Wenn Sie dann ein gesundes Wohlfühlgewicht erreicht haben, werden die Nahrungsmengen langsam etwas erhöht. Sie werden lernen, das neue, gesunde Ernährungskonzept ab jetzt lebenslang beizubehalten und zu genießen. Sie werden auch lernen, täglich nicht mehr Kalorien zu essen als Sie verbrauchen, damit Sie nicht wieder zunehmen.

Mein schlankerer Körper

Schon schnell nach Beginn der Gewichtsabnahme werden Sie sich gesünder und schlanker fühlen. Schon 2–3 kg Körperfett weniger, und Sie werden sich beschwingter fühlen. Nach 5 kg Gewichtsabnahme werden Sie es selbst deutlich bemerken, dass Sie abgenommen haben. Der Hosenbund sitzt lockerer, ein Super-Gefühl. Sollten Sie vorher schon Kniebeschwerden durch Ihr Übergewicht gehabt haben, werden Sie auch in den Knien eine Entlastung spüren. Wenn Sie sehr stark übergewichtig waren, werden ab etwa 10 kg Gewichtsabnahme auch alle anderen sehen, dass Sie deutlich abgenommen haben, das wird Sie noch mal beflügeln.

> Wichtig ist zunächst nicht, dass Sie möglichst schnell abnehmen, sondern dass Sie jede Woche 300 bis 500 g weniger wiegen als die Woche davor. Dann haben Sie ihr Ziel schon erreicht.

3.13 Was ist gesundes Essen?

Ja, gute Frage. Es gab Zeiten, da wusste man das noch. Gemüse, Obst, wenig Fleisch, ab und zu Fisch, nicht zu viel Süßes oder Fettes und nicht zu große Portionen. Doch heute? Die Wissenschaft steht nicht still und liefert dabei immer neue Erkenntnisse, was jetzt gesund ist. Umgehend erfahren wir aus der Presse und den beliebten Frauenzeitschriften beim Frisör, was wir nun alles essen sollen, um zu entschlacken, zu antioxidieren, Falten zu killen, Herzinfarkt und Schlaganfällen vorzubeugen, unser Krebsrisiko zu senken und uns um 10 Jahre zu verjüngen.

Muss ich jetzt alles essen, was gesund sein soll?

Muss ich jetzt vegan essen, um fit und gesund zu werden? Soll ich jeden Tag eine Handvoll Nüsse knabbern, zwei Smoothies für den Vitaminkick in der Pause trinken, 5 Portionen Obst und Gemüse essen, kein Fleisch mehr verzehren – oder war das nur das rote Fleisch? – und abends zwei Riegel dunkle Schokolade naschen? Muss ich Nahrungsergänzungsmittel einnehmen, damit mein Vitamin- und Mineralstoffhaushalt in Balance ist?

Wenn Sie der Werbung und den ständig neu aufpoppenden Studien zur Ernährung folgen und täglich alles essen, was (angeblich) gesund ist, dann haben Sie ein Problem. Neben dem Verzehr von Wundernahrungsmitteln wie Goji-Beeren, Nüssen, Cranberries, dunkler Schokolade, Kräuter-, Obst- und Gemüsesmoothies, den Superfoods wie Chiasamen, Kokosnüsse, Quinoa, Algen, Sprossen, Broccoli, Löwenzahn und den empfohlenen Fatburnern wie z. B. Ananas, Äpfel, Spargel und, und, und... kommen Sie gar nicht mehr zum richtigen Essen.

Möchten Sie Ihren Tag wirklich ab heute mit Algen und Brennesseltee beginnen, das Mittagessen mit Sprossensalat und Chia-Pudding bestreiten und nach einem harten Tag einen Quinoa-Broccoli-Auflauf genießen? Also ich, für meinen Teil, nicht. Ich will auch nicht jeden Tag eine Handvoll Nüsse essen, Smoothies trinken und mir zwei Riegel dunkle Schokolade auf der Zunge zergehen lassen. Wenn ich das zusätzlich zu meinen „normalen" Mahlzeiten esse, nehme ich garantiert zu. Die Nüsse, Smoothies und die Schoko haben nämlich ganz schön Kalorien.

Auch vegan macht nicht automatisch fit, wie uns die vielen neuen veganen Kochbücher suggerieren wollen, sondern kann sogar gesundheitsschädlich sein, wenn man nicht penibel darauf achtet, dass auch alle Nährstoffe, die der Körper täglich braucht, zugeführt werden. Bei veganem Essen kann es sonst zu einer Unterversorgung mit Eiweiß, Eisen, Kalzium, Jod, Zink und den lebenswichtigen Vitaminen B12 und D kommen. Die fehlenden Substanzen müssen dann ggf. als Nahrungsergänzungsmittel zugeführt werden. Eine ausgewogene vegetarische Ernährung mit Honig, Eiern und Milchprodukten hingegen kann durchaus gesundheitsfördernd sein.

Doch Sie wollen ja erstmal abnehmen und planen nicht, sich ab heute vegetarisch oder vegan zu ernähren, möchten aber gesund essen? Kein Problem.

Wie ernähre ich mich gesund?

Zuerst einmal das Wichtigste: Essen Sie nicht mehr so viel und nicht häufiger als drei Mal pro Tag. Damit tun Sie schon sehr viel für Ihre Gesundheit. Essen Sie möglichst kein Fast Food mehr. Das brauche ich nicht erläutern, das wissen Sie selbst. Essen Sie nicht mehr so viel Süßes. Ist klar! Trinken Sie möglichst nur noch Getränke ohne Zucker und ohne Kalorien, bevorzugt Wasser. O.K. schaffen Sie! Essen Sie viel Gemüse und Obst, bereiten Sie Ihre Mahlzeiten selbst aus frischen Zutaten zu. Essen Sie nicht so große Portionen von den „Sättigungsbeilagen" wie Brot, Getreide, Nudeln, Kartoffeln und Reis; bevorzugen Sie dabei Vollkornprodukte. Ernähren Sie sich abwechslungsreich und essen Sie nicht jeden Tag Fleisch oder Wurst. Fisch sollte jede Woche mindestens einmal auf den Teller kommen – und legen Sie auch mal einen Veggie-Tag ein. Achten Sie aufs Fett! Verwenden Sie nur wenig Fett und essen Sie keine fettreichen Lebensmittel. Trinken Sie täglich eine Portion fettarme Milch oder Magermilch, zum Beispiel im Kaffee, und genießen Sie andere fettarme Milchprodukte, wie z. B. Hüttenkäse oder Magerquark. Es darf auch eine Scheibe fettreduzierter Käse sein. So ernähren Sie sich gesund und nehmen damit gleichzeitig auch ab.

Überrascht von den Empfehlungen? Natürlich nicht, oder? Wissen Sie doch längst alles, oder? „Aber wie schaffe ich das, mich von heute auf morgen so gesund zu ernähren und dabei abzunehmen?" Das schaffen wir ab heute gemeinsam. Ich nehme Sie jetzt an die Hand und los geht's! Lesen Sie einfach weiter.

Gesund essen, heißt nicht Verzicht

Sie glauben, dass diese Gesundkost Verzicht bedeutet? Nein, was Sie sich vielleicht jetzt noch nicht vorstellen können: Es schmeckt auch und macht satt. Sie brauchen nur das Know How wie Sie diese Empfehlungen in Ihrem Alltag umsetzen. Dabei werde ich Ihnen in diesem Buch helfen. Sie werden sich bald mit Kreativität und schönen Kochbüchern leckere Speisen zubereiten, die Sie lieben werden und die Sie gesund und fit machen. Natürlich ist auch am Sonntag zum Frühstück ein Honig-Brötchen drin, oder ab und an ein Stück Käsetorte von Tante Klara, oder an Weihnachten die Gans mit Rotkohl.

4

Gesund abnehmen – jetzt geht's los!

Inhaltsverzeichnis

© Der/die Herausgeber bzw. der/die Autor(en), exklusiv lizenziert durch Springer-Verlag GmbH, DE, ein Teil von Springer Nature 2020
M. Lewandowski, *Zu dick? Auch Sie können abnehmen!*,
https://doi.org/10.1007/978-3-662-61986-5_4

69

Jetzt wird es ernst. Doch bleiben Sie locker! Wir starten unser Abnehm-programm und lassen uns in diesem Kapitel von der gesamten Vielfalt der Nahrungsmittel inspirieren. Sie wählen ganz nach Ihren Vorlieben, was Sie gerne essen. Verbote gibt es hier nicht, aber viele Ideen, wie Sie ohne Verzicht auf die meisten Ihrer Lieblingsspeisen abnehmen können. Sie werden sich nicht nur schlank essen und trinken, sondern ich mache Ihnen auch Vorschläge, wie Sie mehr Bewegung in Ihr Leben einbauen können. Es wird bestimmt etwas für Sie dabei sein. Schon nach kurzer Zeit werden die ersten Pfunde purzeln, und Sie werden ein ganz neues Körpergefühl entwickeln.

4.1   Anders essen – eine Entdeckungsreise

Ihr übliches Essen hat Sie dick gemacht – es muss jetzt auf den Prüfstand. Hier stimmt etwas nicht. Sie sind kein „Normalesser". Normalgewichtige sind Normalesser. Sie sind nicht ständig auf Diät. Wir werden daran arbeiten, dass auch Sie zum Normalesser werden.

Verbote gibt es nicht

Als erstes sage ich Ihnen zur Beruhigung: Verbote gibt es nicht! Ich werde Ihnen auch hier keine Nahrungsmittel madig machen. Sie dürfen alles essen. Mit Verboten erzeugt man nur Frust, Heißhunger und ein schlechtes Gewissen. Wir werden aber zunächst an der Menge ihrer Nahrung arbeiten müssen. Wir müssen uns die Portionsgröße vorknöpfen und die Anzahl der Mahlzeiten verringern. Wenn Sie das geschafft haben, sind Sie schon auf der Erfolgsspur. Wenn Sie wieder normale Nahrungsmengen essen, werde ich Ihnen bei einer schönen Tasse Tee oder Kaffee verraten, welche Nahrungsmittel Ihnen besonders gut tun. Sie werden hier manches finden, das Sie noch nie probiert haben. Darauf dürfen Sie sich freuen. Es stehen Ihnen ganz besondere Genusserlebnisse bevor. Lassen Sie sich ver-führen von prickelndem Mineralwasser mit einem Hauch von frischen Zitrusfrüchten, von wundervoll duftendem Vollkornbrot, einem herrlich aromatischen Fruchtquark aus frischen Früchten oder Leckereien vom Grill mit knackigem Gemüse. Freuen Sie sich darauf, diese leckeren, frischen Speisen mit allen Sinnen zu genießen. Verschließen Sie sich nicht länger vor der Vielfalt der Nahrungsmittel, die Mutter Natur für uns bereithält. Mit Ihrer Entdeckerlust werden sich nach und nach eingefahrene Essgewohn-heiten ändern, und neue Speisen werden Ihr Leben bereichern. Ganz neben-bei wird Ihre Ernährung abwechslungsreicher, vitaminreicher, gesünder und kalorienärmer, weil Sie ab jetzt bestimmt auch gerne bei der Frischetheke zugreifen. Sie werden bald anders essen wollen, und die Schwerpunkte Ihrer

Ernährung werden sich ganz automatisch verschieben. Wie gesagt, verbotene Nahrungsmittel gibt es aber nicht. Natürlich können Sie auch mal eine kleine (!) Pizza mit wenig Käse beim Italiener essen oder eine Currywurst beim Heimspiel ihres Fußballclubs. Aber eben nur selten. Der Fußballclub spielt schließlich auch nur alle 2 Wochen zu Hause. Dafür werden Sie aber mit umso mehr Genuss essen, weil Sie das Vergnügen seltener auskosten!

Nicht ich, sondern Sie alleine entscheiden, was Sie essen. Entscheiden Sie sich doch ab heute für Gesundheit, Leichtigkeit und Genuss und für das, was Ihnen gut tut und was Sie mögen.

4.2 Lernen Sie Ihre Ernährungsvokabeln

Vokabeln lernen! Das haben Sie doch lange hinter sich! Gottseidank! Aber ohne Vokabelkenntnisse wird das nichts mit der neuen Sprache. Und nichts anderes sollen Sie lernen. Eine neue Sprache! Die Sprache einer schlankeren Ernährung. Den meisten Übergewichtigen fehlt einfach nur die Information, wie viele Kalorien die Lieblingsspeisen enthalten und wie man auf kalorienärmere Gerichte umstellt, die auch gerne gegessen werden. Dieses Vorgehen hilft immer gegen Übergewicht, egal welche Ursache Ihr Übergewicht hat.

Jetzt gehen wir wieder shoppen. Nein, erstmal nicht in den Supermarkt. Wir kaufen eine Nährwert-/Kalorientabelle. Kaufen Sie sich ein übersichtlich und schön aufgemachtes Exemplar, das Sie anspricht und in dem Sie gerne schmökern. Es sollten nicht nur die Nährwerte der einzelnen Nahrungsbestandteile angegeben sein, sondern idealerweise auch die Kalorienmengen ganzer Gerichte. Lassen Sie sich im Buchhandel beraten. Und besorgen Sie sich zwei Textmarker: einen rosafarbenen und einen grünen.

Lernen Sie, welche Nahrungsmittel wenige Kalorien enthalten
Setzen Sie sich gemütlich in Ihren Lesesessel, vielleicht bei einer Tasse Tee, und lesen Sie in der Kalorientabelle. Sie finden dort zu jedem Nahrungsmittel die Mengenangabe, die Kalorienangabe und wie viele Kohlenhydrate, Eiweiß und Fett darin enthalten sind. Sie sollten allen vier Angaben Ihre Aufmerksamkeit schenken. Sie werden erkennen, dass diejenigen Nahrungsmittel, die schon in geringen Mengen viele Kalorien enthalten, oft sehr fetthaltig sind.

Jetzt gibt es für Sie wieder Arbeit. Markieren Sie in den Listen diejenigen Nahrungsmittel, die wahre Kalorien- und Fettbomben sind, mit Ihrem rosa Textmarker und die Nahrungsmittel, die wenige Kalorien haben, mit dem grünen Textmarker. Markieren Sie nicht alles, das wird unübersichtlich. Achten Sie bevorzugt auf Ihre Lieblingsspeisen. Markieren Sie Ihre persönlichen Dickmacher (rosa), aber auch die Schlankmacher, die Sie auch gerne essen (grün). Sie mögen keinen Graupeneintopf und werden den bestimmt nie essen? Gut, dann brauchen Sie den auch nicht zu markieren! Wenn Sie alles für sich markiert haben, lesen Sie immer wieder in diesem Büchlein, bis Sie gelernt haben, welche Speisen rosa leuchten und welche grün. Ja, es kostet etwas Zeit, aber Sie werden das Büchlein nach einer Weile nicht mehr brauchen, weil Sie dann ihre Vokabeln gelernt haben. Sie wissen dann ungefähr von allen Nahrungsmitteln, die Sie üblicherweise zu sich nehmen, ob sie zu den grün- oder rosa-markierten gehören (mehr brauchen Sie nicht zu wissen) und können im Supermarkt nach leichteren Alternativen suchen. Für Ihre absoluten Lieblingsspeisen fertigen Sie jetzt eine Hitliste an.

> **Erfolgstagebuch**
>
> Nehmen Sie Ihr Erfolgstagebuch zur Hand. Machen Sie eine Liste von Ihren Lieblingsspeisen und allem, was Sie immer wieder im Supermarkt kaufen und gerne und oft essen. Schauen Sie jetzt in Ihrer frisch erworbenen Kalorientabelle nach und schreiben Sie hinter jede Speise die Kalorienmenge, die diese Speisen enthalten.

Jetzt schauen Sie sich Ihre Liste im Erfolgstagebuch an. Haben Sie notiert, wie viele Kalorien Ihre Lieblinge enthalten? Nehmen Sie wieder Ihre Textmarker und markieren Sie Ihre Lieblingsspeisen mit wenigen Kalorien grün und Ihre kalorienlastigen Lieblinge rosa. Sie mögen gerne Streuseltaler? Ein Stück enthält über 1000 Kalorien (kcal), Wahnsinn, was? Wäre nicht ein Stück Pflaumenkuchen mit nur 190 Kalorien (kcal) ein passabler Ersatz? Oder fällt Ihnen der Verzicht auf eine Currywurst mit Brötchen leicht, wenn Sie stattdessen ein Paar Wiener Würstchen mit Brötchen essen können? Schon wieder über 300 Kalorien (kcal) gespart.

Stellen Sie sich Ihre Liste der leckeren Schlankmacher zusammen

Ich kenne Ihre Vorlieben nicht. Deshalb müssen Sie jetzt selbst für jede rosa markierte Speise eine kalorienärmere Ersatzspeise finden, die Sie auch mögen. Sie sollen lernen, dass Sie allein durch die Wahl anderer Speisen, die Ihnen meist genauso gut schmecken, enorm viele Kalorien einsparen können. Nehmen Sie sich jetzt etwas Zeit für Ihre persönliche „Was-mir-auch-schmeckt"-Hitliste. Puh, das war aber jetzt richtig Arbeit! Aber jetzt haben Sie das optimale Rüstzeug Ihre Ernährung auf den Prüfstand zu stellen. Lassen Sie uns mit den Getränken beginnen.

4.3 Trinken Sie sich schlank

Trinken ist gesund, doch richtig trinken kann auch schlank machen. Starten Sie gleich jetzt, genau in diesem Augenblick, mit Ihrem Schlankheitsprogramm und bereiten Sie sich köstliche Getränke zu, die keine oder nur sehr wenige Kalorien enthalten und die Sie ohne schlechtes Gewissen so oft trinken können, wie Sie möchten. Kalorienhaltige Getränke durch kalorienarme zu ersetzen ist kein großer Verzicht, kann aber eine Menge Kalorien ersparen. Schon allein über die Bevorzugung dieser kalorienarmen Alternativen können Sie auf die Abnehmspur kommen.

Gehen Sie sorgsam mit Ihrem täglichen Kalorienbudget um

Wer seinen Flüssigkeitsbedarf alleine mit kalorienhaltigen Getränken deckt, der hat damit oft schon mehr als eine ganze Mahlzeit „getrunken". Würden Sie am Tag Ihre zwei Liter Flüssigkeitsbedarf nur mit zuckerhaltigen Limonadengetränken decken, dann hätten Sie damit fast 1000 Kalorien (kcal) aufgenommen. Auch z. B. mit Apfelsaft spielen Sie in der gleichen Kalorienliga. Trinken Sie den Apfelsaft als Schorle mit der Hälfte Wasser, sind Sie immer noch mit 500 Kalorien (kcal) dabei. Diese Kalorienmengen entscheiden oft schon über Zunehmen oder Abnehmen. Durch die Wahl von kalorienlosen Getränken können Sie hier ohne großen Verzicht schon einen großen Schritt Richtung Gewichtsabnahme machen. Es ist Ihre Entscheidung, was Sie ab heute trinken!

Erfolgstagebuch

Schlagen Sie Ihr Erfolgstagebuch auf und erstellen Sie eine Liste Ihrer Lieblingsgetränke. Schreiben Sie dahinter, wie viel Sie davon am Tag trinken. Jetzt schlagen Sie in Ihrer Nährwerttabelle nach, wie viele Kalorien Sie damit am Tag aufnehmen. Wenn Sie noch kein Buch mit Nährwerten haben, können Sie auch ins Internet gehen und bei den Herstellern der Getränke nachschauen oder in Nährwerttabellen nachlesen. Wenn Sie stolzer Besitzer eines Smartphones sind: Es gibt auch Apps, die Ihnen den Kaloriengehalt Ihrer Getränke und Speisen ausrechnen. So, jetzt zählen Sie einmal zusammen, wie viele Kalorien Sie an einem Tag nur über Getränke aufnehmen. Überrascht? Bestimmt!

Ideen für kalorienarme Getränke

Ich möchte Ihnen nun Ideen für kalorienarme Getränke vorstellen. Sie finden hier bestimmt etwas, was Ihnen auch schmeckt. Fangen wir mit dem gesündesten Getränk der Welt an. Sie haben es geahnt: dem Wasser. Wasser enthält keine Kalorien, auch kohlesäurehaltiges nicht. Haben Sie schon einmal verschiedene Wassersorten ausprobiert? Mögen Sie lieber stilles Wasser oder kohlensäurehaltiges? Kein Mineralwasser schmeckt wie das andere, machen Sie einmal eine Geschmacksprobe.

Sie mögen kein Wasser pur? Dann aromatisieren Sie Ihr Wasser. Nehmen Sie eine Karaffe oder Glaskanne von mindestens 1 L Inhalt. Waschen Sie eine ungespritzte Bio-Zitrone heiß ab, trocknen Sie sie ab und schneiden diese mit Schale in dünne Scheiben. Hinein damit in die Kanne und mit Mineralwasser aufgießen. Jetzt eine Weile ziehen lassen und fertig ist ein herrlich frisches, fruchtiges Zitronenwasser. Sie mögen lieber Limetten oder Orangen? Kein Problem. Dann stellen Sie sich Ihr Limetten oder Orangen-wasser genauso her. Ausprobieren! Schmeckt super und hat praktisch keine Kalorien. Sie können auch etwas von der Zitrusfrucht auspressen und mit dem Saft das Wasser aromatisieren, wenn Sie möchten. Wenn Sie sonst immer kohlensäurehaltige Limonaden getrunken haben, nehmen Sie doch jetzt kohlensäurehaltiges Wasser als Basis für Ihr aromatisiertes Wasser. Das prickelt genauso und schmeckt herrlich frisch – bei fast null Kalorien. Sie werden es lieben! Und Sie können davon ohne Reue soviel trinken, wie Sie mögen. Es gibt im Handel sehr elegante Wasserkaraffen mit einem Einsatz für Obst. Vielleicht wäre das ein Geburtstagsgeschenk für Sie, wenn Sie Geschmack an den aromatisierten Zitrusgetränken gefunden haben. Wenn Sie die Karaffe leergetrunken haben, können Sie die Zitrusscheiben ruhig noch mal mit einem weiteren Liter Wasser auffüllen. Es steckt noch genug Geschmack für einen „zweiten Aufguss" Zitrusgetränk darin.

Sie trinken lieber kühlen Eistee?

Auch kein Problem. Auch den können Sie sich selber machen. Kochen Sie sich z. B. einen aromatischen Pfirsichtee und kühlen sie Ihn ab. Wenn Sie es süß mögen, dann sollten Sie mit Süßstoff süßen. Damit haben Sie auch hier ein Null-Kalorien Getränk.

Sie können noch nicht auf Ihre Lieblingslimonaden verzichten? Auch kein Problem. Von fast jeder Limonadensorte gibt es heute eine sogenannte „Light"-Version mit fast keinen Kalorien. Entscheiden Sie sich doch ab heute für diese Variante.

Tee- und Kaffeetrinker

Tee- und Kaffeetrinker können ihr Heißgetränk ab heute mit Süßstoff süßen oder das Getränk auch mal ohne Zucker probieren. Ist ungewohnt, aber auch wieder ein neues Geschmackserlebnis. Einfach mal ausprobieren! Auch mit der Wahl Ihrer Milchsorte können Sie Milchkaffee kalorienmäßig abspecken. Trinken Sie Ihren Milchkaffee doch mit entrahmter Milch. Diese

Milchsorte ist auch als Magermilch bekannt und enthält praktisch kein Fett. Bitte auch diese Variante einmal vorurteilsfrei ausprobieren. Aber geben Sie der Magermilch eine ehrliche Chance, indem Sie nicht gleich sagen, die ist aber dünn! Trinken Sie sie ein paar Mal und gewöhnen Sie sich allmählich daran. Wenn Sie Geschmack an der Milch gefunden haben, dann sollten Sie sie ab jetzt für alle Ihre Milchgetränke oder Milchspeisen verwenden. Damit haben Sie auch wieder einen großen Schritt in Richtung schlank gemacht. Doch insgesamt sollten Sie nicht zu viele Milchkaffees pro Tag trinken. Milch ist mehr ein Nahrungsmittel und weniger ein Getränk, und selbst Magermilch enthält pro Glas ungefähr 100 Kalorien (kcal).

Das Feierabendbier
Und dann wäre da auch noch das Feierabendbierchen. Alkohol ist kein kalorienarmes Getränk. Bei einem halben Liter Bier sind Sie schon mit ungefähr 200 Kalorien (kcal) dabei. Auch andere Alkoholsorten enthalten sehr viele Kalorien, schauen Sie auch hier einmal in Ihre Nährwerttabelle. Auch hier ist Zurückhaltung angesagt, das brauche ich nicht extra betonen.

Bleiben Sie bei den kalorienarmen Getränken
Haben Sie Ernst gemacht und gleich mal Ihre Getränke auf kalorienarm umgestellt? Super! War doch gar nicht so schlimm und die frischen, kalorienarmen Getränke haben Ihnen geschmeckt? Wunderbar! Und morgen bleiben Sie auch bei den kalorienarmen Getränken, o.k.? Diese neue Gewohnheit wird sich in den nächsten 3 Wochen in Ihrem Gehirn verankern, und Sie werden sich dann so an die neuen Getränke gewöhnt haben, dass Ihnen die alten gar nicht mehr schmecken. In diesen 3 Wochen wird sich Ihr Gewicht schon nach und nach verringern, Ihr erster großer Erfolg!

4.4 Süßstoffe – ja oder nein?

Immer wieder tauchten in den letzten Jahren Berichte auf, dass Süßstoffe gesundheitsschädlich sein sollen, ja sogar Krebs auslösen können. Kann ich Getränke oder Nahrungsmittel mit Süßstoffen unbedenklich zu mir nehmen? Alle auf dem Markt befindlichen Süßstoffe sind vor Ihrer Zulassung auf gesundheitliche Unbedenklichkeit geprüft. Zugelassene Süßstoffe lösen keine Kopfschmerzen oder Allergien aus und sind auch nicht krebserregend, wenn sie in üblichen Mengen verzehrt werden.

Man kann mit Süßstoffen leichter abnehmen, weil man damit Kalorien einspart und nicht auf süße Nahrungsmittel verzichten muss. Nur

Menschen mit der seltenen Krankheit Phenylketonurie dürfen den Süßstoff Aspartam nicht verwenden. Gerade über stark zuckerhaltige Getränke werden viele Kalorien aufgenommen. Ersatz von zuckerhaltigen Getränken durch mit Süßstoff versehene Getränke ist ein Verzicht, der leicht fällt. Die eingesparten Kalorien dürfen allerdings dann nicht durch üppigere Mahlzeiten wieder „reingeholt" werden.

Süßstoffe nur in Maßen!

Leider wird dieses positive Bild getrübt durch eine Studie, die 2014 im renommierten medizinischen Fachjournal „Nature" veröffentlicht wurde (Suez 2014). Die Forscher stellten fest, dass die Verabreichung von Süßstoffen die Blutzuckerwerte verschlechtern kann und die Darmflora verändert. Es gibt auch in anderen Studien Hinweise darauf, und man vermutet sogar, dass Süßstoffe womöglich sogar Fettleibigkeit fördern können. Süßstoffe können über ein vermindertes Sättigungsgefühl dazu führen, dass vermehrt Kalorien aufgenommen werden – was dann die gewünschte Gewichtsabnahme torpediert (Pearlman 2017).

Was heißt das für Sie? Am besten, Sie versuchen, Süßstoffe nur selten und nicht in großen Mengen zu verzehren oder am besten ganz ohne Süßstoffe auszukommen. Wenn Sie eine Weile Ihre Nahrungsmittel mit weniger Zucker als sonst süßen und nur Getränke ohne Zucker trinken, dann erhöht sich Ihr Geschmacksempfinden für Zucker automatisch. Sie werden dann schon geringe Zuckermengen, z. B. im Obst, als süße Geschmackssensation empfinden. Ein ganz neues Genusserlebnis. Probieren Sie mal Ihren Kaffee nur mit entrahmter Milch, ohne Zucker. Oder Mineralwasser mit ein paar Zitronenscheiben. Wenn Sie sich umgewöhnt haben, mögen Sie die zuckerhaltigen Getränke nicht mehr, Sie werden es sehen!

4.5   Einkaufsbummel im Supermarkt

Sie kennen Ihren Weg durch den Supermarkt genau? Sie stoppen immer wieder an den gleichen Regalen und greifen zu Ihren Lieblingsspeisen? Den meisten Menschen geht das so. Auch Normalgewichtige essen immer wieder dasselbe. Nur kaufen sie andere Dinge als Übergewichtige. Sie spielen jetzt aber in der Liga der Abnehmwilligen. Wir gehen jetzt gemeinsam durch den Supermarkt und kaufen ein. Sie werden heute Ihren Supermarkt mit anderen Augen sehen, versprochen. Kommen Sie mit!

Hatten Sie schon Zeit für Ihre Ernährungsvokabeln?
Sie haben Ihre Ernährungsvokabeln gelernt? Sie sind noch nicht so weit? Macht nichts. Wir können uns auch so behelfen. Nehmen Sie sich Zeit für Ihren ersten Schlank-Einkauf. Und vergessen Sie Ihre Brille nicht. Heute geht es an das Kleingedruckte.

An der Obst- und Gemüsetheke
Zuerst starten wir an der Obst- und Gemüsetheke. Hier können Sie zuschlagen. Frisches Obst und Gemüse ist fast immer fettarm und hat nur wenige Kalorien. Auch ein paar Kartoffeln sollten Sie kaufen. Daraus kann man herrliche fettarme Ofenkartoffeln herstellen. Nur bei Bananen sollten Sie erstmal zurückhaltend sein. Bananen enthalten zwar fast kein Fett aber sehr viele Kohlenhydrate. Eine Banane hat 140 Kalorien (kcal). Sie sollten hier erstmal zu den anderen Obstsorten greifen. Und vergessen Sie nicht, sich ein paar ungespritzte Zitronen, Orangen und Limetten zu kaufen. Sie wollen ja mit dem frischen Aroma der Zitrusfrüchte Ihr Mineralwasser geschmacklich aufpeppen.

> Obst und Gemüse gehören zu einer gesunden Schlank-Ernährung.

In der Marmeladenabteilung
Jetzt geht es weiter in die Zucker- und Marmeladenabteilung. Hier sollten Sie sich für den Anfang Ihrer Ernährungsumstellung mit einem Süßstoffspender oder Streusüße ausstatten, wenn Sie es gerne süß mögen. Bei Marmeladen achten Sie heute einmal auf einen hohen Fruchtanteil und wenig Zuckerzusatz. Dazu schauen Sie auf die Rückseite des Marmeladenglases ins Super-Kleingedruckte. Hier stehen die Nährwertangaben. Sie kennen sich ja mit den Nährwertangaben inzwischen aus. Sie mögen Erdbeermarmelade? Vergleichen Sie verschiedene Erdbeermarmeladen auf ihren Kaloriengehalt. Und schon wieder Kalorien gespart!

Das Müsli am Morgen
Weiter geht's! Sie essen morgens lieber Müsli? Hier verstecken sich viele Kalorien, da die meisten Müslis oft stark gezuckert sind. Tief durchatmen und wieder die Nährwertangaben auf der Müslipackung checken. Nicht immer sind Müslis ohne Zuckerzusatz kalorienärmer als die anderen Sorten. Schauen Sie auch hier ins Kleingedruckte. Sie mögen aber nur „Ihr" Schoko-Crispy-Müsli mit Zucker? Dann hilft nur: Kaufen Sie es jetzt, ganz am Anfang Ihrer Ernährungsumstellung, erstmal noch mit gutem Gewissen, aber versprechen Sie mir, morgens nur eine ganz kleine Portion davon zu essen.

Milchprodukte

Jetzt weiter zu den Milchprodukten. Kaufen Sie heute einmal etwas, was Sie wahrscheinlich noch nicht ausprobiert haben: die entrahmte Milch mit nur 0,3 % Fett, auch Magermilch genannt. Wenn Sie sie das erste Mal trinken, schmeckt sie Ihnen wahrscheinlich etwas dünn, aber nach einer Woche konsequenten Einsatzes haben Sie sich daran gewöhnt. Ich mag sie inzwischen sogar lieber als Vollmilch, die ich als zu „schwer" empfinde. Sie können diese Milch genauso wie Vollmilch verwenden auch wenn in Ihrem Puddingrezept Vollmilch oder fettarme Milch steht. Einfach immer entrahmte Milch nehmen, funktioniert genauso. Schon wieder viele Kalorien eingespart, ohne dass es „wehtut". Jetzt kommen noch Magerquark und fettarmer Naturjoghurt in den Einkaufskorb. Nur der Information halber, schauen Sie sich im Milchprodukte-Regal einmal die Nährwert-Angaben auf Ihren Lieblingen, die Sie bisher gekauft haben, an und vergleichen Sie sie mit Magerquark und fettarmem Naturjoghurt. Lesen Sie auch nach, wie viel Prozent Frucht diese Sorten enthalten. Sie werden die Produkte mit ganz anderen Augen sehen. Es gibt Fruchtjoghurts, die enthalten nur sehr wenig Früchte. Probieren Sie heute einmal selbstgemachten Fruchtquark oder Fruchtjoghurt aus frischem Obst und Magerquark oder Magerjoghurt (zum Süßen gibt es auch hier Streusüße mit fast keinen Kalorien). Den haben Sie ganz schnell zubereitet, und Sie erwartet ein intensives, ganz neues Geschmackserlebnis!

Jetzt weiter zu den Light-Produkten

Ein klares „Ja" zu Halbfettbutter, Light-Margarine mit Joghurtzusatz und fettarmem Käse. Probieren Sie auch mal den sehr fettarmen Hüttenkäse! Was immer Sie bisher über Light-Produkte gelesen haben, wenn diese Produkte wenig Kalorien und Fett enthalten, dann sollten sie in Ihren Einkaufskorb. Auch dazu müssen Sie aber wieder die Nährwertangaben auf der Packung checken. Es gibt tatsächlich Produkte, auf denen steht „light" drauf, obwohl sie sehr viele Kalorien enthalten. Wichtig ist bei Light-Produkten auch, dass Sie fettarme Produkte auswählen, da Fett sehr viele Kalorien enthält. Schauen Sie unbedingt nach! Keine Angst, Sie brauchen jetzt nicht jedes Mal zwei Stunden im Supermarkt, bis Sie alles auf Fett und Kalorien geprüft haben. Auch hier werden Sie nach einer Weile wissen, welche Produkte wenig Kalorien und Fett enthalten und dann immer automatisch zu diesen Nahrungsmitteln greifen.

Kalorienarme Light-Produkte können Ihr Abnehmprojekt unterstützen.

Nun die größte Herausforderung: die Wurst und Fleischtheke!

Hier gibt es meist nichts Abgepacktes, also auch keine Nährwertangaben. Hier müssen Sie genau hinschauen. Steak ohne Fettrand, o.k. ist mager, das sieht man ja. Rouladenfleisch, sieht auch nicht nach viel Fett aus. Schweinekotelett, ja, durchwachsen, also mit Fett. Gehacktes, klar, da sieht man ja das Fett – dann doch vielleicht Tatar, das ist rotes Fleisch mit wenig Fett. Hühnerbrustfilet ohne Haut, ja mager. Hähnchenschenkel mit Haut – nicht so mager. Was ich damit sagen will: Beim Fleischeinkauf sollten Sie vorher zu Hause in Ihrer Nährwerttabelle einmal nachgeschaut haben, wie viel Fett die einzelnen Fleischsorten enthalten, bevor Sie einkaufen. Relativ fettarm sind Steaks ohne Fettrand, Tatar statt Gehacktes, Hähnchenbrustfilet ohne Haut, Rouladenfleisch, Schweinerückensteak. Am Wurststand können Sie bei praktisch allen Schinken-Sorten zugreifen, wenn Sie dann zu Hause den Fettrand abmachen. Viele Wurstsorten enthalten sehr viel Fett. Bevorzugen Sie während Ihrer Abnehmphase magere Sorten oder Schinken.

Die Konservenabteilung

Weiter mit dem Einkaufswagen in die Konservenabteilung. Hier kaufen wir Nudeln und Reis heute einmal in der Vollkorn-Variante. Probieren Sie es aus. Wenigstens einmal. Wenn es Ihnen gar nicht schmeckt, dann greifen Sie zu parboiled Reis und Hartweizennudeln ohne Ei. Und kaufen Sie nicht zu große Mengen dieser Beilagen, wir wollen ja Kohlenhydrate einsparen. „Kann ich auch etwas aus der Dose essen?" Ja, natürlich. Kaufen Sie sich doch mal ein paar Dosen geschälte Tomaten. Hieraus können Sie sich mit Zwiebeln, Sellerie, ein paar Kräutern und etwas Olivenöl eine herrliche Tomatensauce zubereiten. Rezepte dafür finden Sie in Kochbüchern der italienischen Küche. Die Sauce schmeckt herrlich zu Ihren (Vollkorn-) Spaghetti. Auch Thunfisch naturell ohne Öl in der Dose können Sie für frische Salate vorrätig haben.

Was ist mit fettarmen Fertiggerichten?

Sie haben nach Feierabend wenig Zeit und sind müde und hungrig. Können Sie da nicht ein paar Fertiggerichte oder Tiefkühlprodukte im Hause haben? Natürlich können Sie hier Ihre Tiefkühltruhe ausstatten. Tiefkühlgemüse ohne Sahne, gefrorene Fischfilets ohne Panade oder Krabben und Garnelen sind sehr fettarme Produkte, die Sie vorrätig haben können, wenn Sie einmal nicht frisch einkaufen können. Sie sollten natürlich so oft es geht frisch kaufen und kochen. Wenn Sie fertige Speisen oder sogenannte Diät-Fertiggerichte aus dem Tiefkühler kaufen wollen, lesen Sie aber vor dem Kauf unbedingt, wie viele Kalorien in dem Gericht stecken. Rechnen

Sie aus, was Sie mit einer Portion zu sich nehmen. Und essen Sie bitte nicht ein ganzes Paket, wenn dort 2 Portionen angegeben sind.

Jetzt geht es an die Fette

Ja, ganz ohne Fett geht es nicht. Der Körper braucht jeden Tag eine gewisse Menge an Fett um zu funktionieren und die fettlöslichen Vitamine aus der Nahrung aufzunehmen. Aber gönnen Sie sich was richtig Gesundes. Schauen Sie sich mal in der Abteilung der Speiseöle um. Hier gibt es Sonnenblumenöl, Rapsöl, kaltgepresstes Olivenöl, Walnussöl, Kürbiskernöl und, und, und. Für den Anfang reichen ein Rapsöl zum Kochen und Braten und ein gutes kaltgepresstes Olivenöl für Salate. Beide Öle sind sehr gesund und kaltgepresstes Olivenöl schmeckt einfach toll am Salat oder über Tomaten mit Mozzarella. Den Mozzarella sollten Sie allerdings in der fettreduzierten Light-Version genießen.

> Gesunde Fette und Eiweiß sind wichtig für den Körper.

Süßigkeiten und Knabbersachen

Sie merken schon, um die Schokoladen, Keks- und Chips-Abteilung haben wir heute mal einen großen Bogen gemacht. Nein? Ein kleiner Abstecher muss doch drin sein? Sie beginnen ja gerade erst mit Ihrer Ernährungsumstellung und trauen sich noch nicht zu, einen ganzen Tag oder Abend ohne Süßigkeiten oder Knabbersachen zu überstehen? Okay. Dann wollen wir auch hier eine Kleinigkeit für den Notfall einkaufen. Aber nur kleine, einzeln abgepackte Mengen, keine XXL-Tüten! Heute nehmen wir uns mal ein paar Gummibärchen und zuckerfreie Fruchtbonbons mit und eine kleine Tüte Salzstangen. Aber nur für den Notfall! Das müssen Sie mir versprechen. Wie Sie in den Nährwertangaben nachlesen können, haben wir uns damit zwar fettarm ausgestattet, doch auch diese Knabbereien und Süßigkeiten enthalten Kalorien, die Sie ja so neben den Hauptmahlzeiten aufnehmen. Das muss in der Abnehmphase die absolute Ausnahme bleiben!

Der Getränkeeinkauf

Nun weiter im Supermarkt zum Endspurt. Getränkeeinkauf. Ja, hier können Sie richtig zuschlagen, aber nur beim Mineralwasser! Kaufen Sie am Anfang vielleicht mal ein paar verschiedene Sorten um die Geschmacksunterschiede festzustellen. Sie können ohne Ihre süßen Limonaden nicht leben? Okay, aber ab jetzt nur in der Light-Variante ohne Zucker. „Und ein Gläschen Wein wird doch drin sein?" Wenn es bei einem Gläschen bleibt und der Wein trocken ist, wollen wir doch mal fünfe gerade sein lassen. Zurückhaltung bitte beim Bier! Hier lauern viele Kohlenhydrate! Einen Bierbauch wird man am besten los, wenn man ihm das Bier entzieht – das ist leider die nackte Wahrheit.

Die Bäckertheke

Und zum guten Schluss noch die Bäckertheke. Heute kaufen Sie mal statt des üblichen Brotes ein Vollkornbrot, vielleicht auch erstmal nur ein halbes, zum Probieren. Ja, und was ist mit Kuchen? Daran kommen Sie heute nicht vorbei? Ich möchte Ihnen heute ein paar fettarme Kuchenspezialitäten empfehlen: Hefekuchen mit Obstbelag ohne Streusel, z. B. ein Stück Pflaumenkuchen. Oder Sie nehmen ein kleines Stück Erdbeerbiskuitboden ohne Creme oder Sahne. Denken Sie daran: Bevorzugen Sie Kuchen mit viel Obst, auf (dünnem) Hefeteig oder Bisquitboden. Verzichten Sie auf Rührkuchen, Streusel, Creme oder Sahne – den Kompromiss müssen Sie machen. Alles aus Blätterteig, wozu auch die beliebten Croissants und Plunderteilchen zählen, enthält sehr viele Kalorien. Ein einziges Croissant enthält ungefähr 320 Kalorien (kcal), fast soviel wie eine Hauptmahlzeit und das noch ohne Butter und Marmelade, kaum zu glauben, oder? Schauen Sie zu Hause doch mal nach, wie viele Kalorien Ihre Lieblingskuchen so haben. Doch Kuchen muss die Ausnahme in Ihrem Abnehmplan bleiben. Wenn Sie auf Kuchen einmal gar nicht verzichten können, dann sollten Sie während Ihrer Abnehmphase dafür eine Hauptmahlzeit ausfallen lassen. Diese Kalorien stecken ja schließlich in Ihrem Kuchenstück. Vielleicht erleichtert Ihnen diese Überlegung auch einmal die Entscheidung gegen das ein oder andere Kuchenstück.

Und geschafft!

Das war anstrengend, hat aber auch Spaß gemacht, oder? Sie haben ganz neue Regale in Ihrem Supermarkt entdeckt. Gut so. Die nächsten Einkäufe werden leichter und irgendwann werden Ihnen die neuen Einkaufsgewohnheiten ganz in Fleisch und Blut übergegangen sein. Heute haben Sie Ihren Kühlschrank neu ausgestattet, die Erstausstattung sozusagen. Das hat bestimmt erst mal etwas mehr gekostet. Doch bei den nächsten Einkäufen werden Sie sparen, weil Sie ja deutlich weniger essen werden. Legen Sie am besten ein Einkaufsbudget fest und füttern Sie eine Erfolgs-Spardose, wenn Sie weniger Geld ausgegeben haben.

Das war jetzt unser Schlank-Schnuppertag im Supermarkt. Wenn Sie das nächste Mal dort einkaufen, dann unbedingt mit einer Einkaufsliste, an die Sie sich dann auch halten. Kaufen Sie nicht mehr, als Sie vorher geplant haben. Und vergessen Sie Ihre Lesebrille nicht. Für den Anfang werden Sie immer mal wieder in den Nährwertangaben der Nahrungsmittel nachschauen müssen, was kalorienarm ist und was nicht. Und bedenken Sie: Jedes Essen, das Sie nicht einkaufen wird auch nicht gegessen und macht Sie schlanker!

> Kaufen Sie nur mit einer Einkaufsliste ein – und halten Sie sich daran.

Ich konnte natürlich bei unserem gemeinsamen Einkauf im Supermarkt nicht jedes Lebensmittel, das Sie kaufen möchten, mit Ihnen besprechen. Aber ich denke, das Prinzip ist klar: So frisch wie möglich, fettarm, wenig Zucker und wenig Kalorien. Meiden Sie XXL-Packungen. Wenn Sie also das nächste Mal ohne mich einkaufen, prüfen Sie bitte selbst alle Lebensmittel auf ihren Kalorien-, Fett- und Zuckergehalt, bevor sie in Ihren Einkaufskorb wandern. Vergleichen Sie auch die Produkte verschiedener Hersteller. Hier gibt es oft große Unterschiede in den Kalorienmengen. Bei Lebensmitteln ohne Nährwertangaben, sollten Sie erstmal zu Hause nachlesen was drinsteckt, bevor Sie sie diese dann das nächste Mal kaufen.

Neustart für den Kühlschrank

Zuhause angekommen, machen Sie Ihren Kühlschrank klar für einen Neustart. Erstmal alles raus und den Kühlschrank und den Tiefkühler säubern. Und jetzt räumen Sie Ihre frischen, fettarmen Nahrungsmittel und Ihre kalorienarmen Getränke ein. Alle Speisen mit vielen Kalorien, die vorher Ihren Kühlschrank „bewohnt" haben, werden ausquartiert und eventuell an schlankere Zeitgenossen verschenkt. Wenn Sie nicht den ganzen Familienkühlschrank mit Schlank-Speisen belegen können, dann räumen Sie sich ein Fach nur für Sie frei.

4.6   Das Erfolgssparschwein

Schaffen Sie sich ein eigenes Schwein an! Nein, nicht was Sie denken… ein Sparschwein. Ihr persönliches Erfolgssparschwein. Sie nehmen ab, aber Ihr Erfolgssparschwein wird gemästet. Nehmen Sie mal Ihr Erfolgstagebuch zur Hand und machen Sie zwei Spalten. In die erste Spalte tragen Sie ein, was Sie „normalerweise" vor Ihrer Ernährungsumstellung gekauft und gegessen hätten. In die zweite Spalte tragen Sie ein, was Sie für Ihr neues „schlankes

Leben" gekauft haben. Jetzt rechnen Sie einmal aus, wie viel Geld Sie gespart haben. Keine Chips gekauft? Zack, 2 EUR ins Schweinchen. Statt dem Kasten Zucker-Limo nur ein Six-Pack preiswertes Mineralwasser mitgenommen? Kräftig gespart! 5 EUR ins Schwein. Heute nur die Mini-Pizza statt der XXL-Version – und wieder 3 EUR gespart. Einen Eisbecher mit Sahne heute nicht gegessen? 6 EUR Futter fürs hungrige Schwein. Und so mästen Sie Ihr Schwein und nicht Ihre Fettzellen. Das nenn ich mal eine Win-Win-Situation. Sie sparen doch locker 5 EUR am Tag. Macht in einem Jahr 1825 EUR und Sie sind gleichzeitig mindestens 10 kg los. Sie wollen nicht jeden Tag ausrechnen, was Sie gespart haben? Dann setzen Sie jede Woche eine Summe als Essensbudget für sich fest und stecken den Betrag in ein Extra-Portemonnaie. Der Restbetrag, der dann am Wochenende noch im Portemonnaie übrig ist, kommt ins Sparschwein.

Was Sie mit dem gesparten Geld machen sollen?
Sich belohnen, für jedes erreichte Etappenziel. Natürlich nicht mit Essen. Kaufen Sie sich doch mal ein schönes Kochbuch, oder denken Sie hier vielleicht mal an neue Kleidung. Wenn Sie kontinuierlich abnehmen, wird Ihnen Ihre alte Kleidung nach einer Weile zu groß sein. Toll oder? Aber kaufen Sie im Überschwang nicht gleich die ganz edlen Teile, denn Sie wollen ja weiter abnehmen. Schauen Sie zunächst nach preiswerterer Kleidung und warten Sie mit den teuren Kleidungsstücken, bis Sie Ihr Zielgewicht erreicht haben. Sie haben richtig gespart? Dann ist sogar der Traumurlaub drin! Wer so ein Schwein hat, darf sich richtig aufs Schlachtfest freuen.

4.7   Lernen Sie wieder „normal" zu essen!

Was ist normal?
Essen Sie normal! Was ist normal? „Ich esse doch normal. Ich esse, was mir schmeckt und esse, wenn ich Hunger habe. O.K., ich kann nichts liegen lassen, wenn die Kinder ihr Essen nicht aufessen, dann greife ich zu… O.K., eigentlich habe ich immer Hunger… O.K., ich brauche auch zwischendurch immer was zu essen, damit ich mich bei der Arbeit konzentrieren kann… O.K., wenn ich abends von der Arbeit nach Hause komme, dann bin ich ausgehungert und möchte mich beim Essen erstmal so richtig entspannen… O.K., ja, nur ein bisschen knabbern beim Krimi, das gehört für mich zum Feierabend dazu".

Trifft etwas davon auf Sie zu? Was sind „Ihre" Ess-Fallen, in die Sie tappen? Sind Sie einverstanden, wenn ich vermute, Sie essen nicht normal? Haben Sie zum Beispiel immer Hunger oder Appetit? Essen Sie weiter auch wenn Sie satt sind und essen Sie immer, wenn Sie Lust aufs Essen haben, nicht nur wenn Sie hungrig sind? Stellen Sie zur Hauptmahlzeit die Töpfe auf den Tisch und nehmen sich Nachschlag, wenn Sie Ihren Teller aufgegessen haben? Gibt es bei Ihnen keine Mahlzeit ohne Dessert? Tappen Sie in typische Fettfallen, weil Sie sich noch nie damit beschäftigt haben, wie viele Kalorien und wie viel Fett die einzelnen Nahrungsmittel enthalten? Glauben Sie, dass die paar Chips abends oder der kleine Keks zum Kaffee nicht „zählen"… und, und, und?

Tipps für „normales" Essen
Bitte ab heute beherzigen!

* Essen Sie nur, wenn Sie Hunger haben! Es ist kein Hunger, wenn Sie nur gerade Lust auf eine bestimmte Speise haben. Warten Sie auf Ihr Magenknurren.
* Hören Sie auf zu essen, wenn Sie satt sind. Da das Sättigungsgefühl erst nach etwa 20 min kommt, essen Sie langsam!
* Essen Sie niemals die Reste von anderen. Frieren Sie die Reste ein, wenn viel übrig bleibt.
* Essen Sie nur normal große Portionen, keine XXL-Gerichte, kein Nachschlag.
* Essen Sie nur einen Teller voll. Stellen Sie keine Schüsseln oder Töpfe mit Nachschlag auf den Tisch! Nur Ihren Teller, wie im Restaurant.
* Essen Sie nicht von extragroßen Tellern, bevorzugen Sie kleine Teller.
* Essen Sie kein Dessert und keine Vorspeisen.
* Essen Sie kein Brot zum Essen, außer Sie essen eine Brotzeit.
* Wenn Sie nicht ganz auf Fast-Food und andere Dickmacher verzichten können, dann essen Sie diese nur sehr selten und beschränken Sie sich auf eine ganz kleine Portion.

Erfolgstagebuch

In welche Ernährungsfallen tappen Sie? Überlegen Sie, was Sie für Essgewohnheiten haben. Was sind Ihre ganz persönlichen Dickmacher?

4.8 Nur noch 3 Mahlzeiten pro Tag

Zwischenmahlzeiten

Sie sind doch noch am Ball mit den Getränken? Heute geht es den Zwischenmahlzeiten an den Kragen. Drei Mahlzeiten pro Tag – mehr nicht! Keine Zwischenmahlzeiten, kein Müsliriegel zwischendurch, kein Apfel mal eben, oder was zu Knabbern vor dem Fernseher – nein. Es wird gefrühstückt, mittaggegessen und zu Abend gegessen, das war's. Genießen Sie jede Mahlzeit, aber essen Sie nicht zwischendurch – freuen Sie sich auf die nächste Mahlzeit. Lassen Sie auch die Pausen zwischen den Mahlzeiten nicht zu lang werden, damit Sie keinen Heißhunger bekommen. Am besten ist es, wenn Sie alle 4–5 h essen. Finden Sie selbst heraus, was Ihnen gut tut.

Frühstück

Sie frühstücken nie, trinken morgens nur eine Tasse Kaffee? Dann können Sie das auch weiter so machen. Zwingen Sie sich keinesfalls Nahrung ein. Nur holen Sie am Vormittag dann nicht alles in Form von Schokoriegeln oder Müsliriegeln nach. Wenn Sie auf der Arbeit dann um 10 oder 11 Uhr Hunger bekommen, halten Sie ein leckeres Vollkornbrot oder einen mageren Obstquark oder eine andere kalorienarme Speise bereit, die Sie sich zu Hause vorbereitet haben.

Warme Mahlzeit

Sie essen Ihre warme Mahlzeit immer abends um 22.00 Uhr, weil Sie spät von der Arbeit kommen? Auch diese liebe Gewohnheit können Sie natürlich beibehalten. Drei Mahlzeiten täglich, wann ist egal. Es ist nicht so, dass Mahlzeiten nach 20.00 Uhr besonders dick machen. Was zählt, ist hauptsächlich die gegessene Kalorienmenge. Wenn Sie fettarm und normale Portionen essen, dann wird Ihnen das späte Abendbrot auch in der Nacht nicht schwer im Magen liegen.

Wie Sie sicher bis hierhin bemerkt haben, gibt es natürlich in diesem Buch Vorschriften, oder besser Vorschläge, an die Sie sich halten sollten, aber Sie können diese Vorschriften immer nach Ihren Vorlieben gestalten und abwandeln.

Nur drei Mahlzeiten am Tag

Nur drei Mahlzeiten statt 5, 6, 7 Snacks über den Tag verteilt. Schaffen Sie nicht? Sie haben zwischen den Mahlzeiten riesigen Hunger? Wunderbar! Lernen Sie wieder das Gefühl von Hunger kennen und damit umgehen.

Trinken Sie etwas, wenn der Hunger kommt. Aber Sie wissen ja, etwas aus der Liste der kalorienarmen Getränke, da sind wir uns doch einig. Ein Glas Wasser, einen Tee mit ganz wenig Zucker oder Süßstoff oder einen Kaffee mit wenig entrahmter Milch. Ohne Keks. Ein kleiner Cappuccino ohne Zucker geht, wenn's sein muss. Espresso pur wär aber am besten.

Und morgen?
Auch wieder nur 3 Mahlzeiten und übermorgen auch – und Sie ahnen schon wie es weitergeht. Das Hungergefühl zwischen den Mahlzeiten wird nach einigen Tagen nachlassen, und Sie gewöhnen sich an die 3 Mahlzeiten, versprochen. Halten Sie durch! Die Vorfreude auf die nächste Mahlzeit wird eine ganz neue Genusserfahrung sein!

Erfolgstagebuch

Nehmen Sie nun wieder Ihr Erfolgstagebuch zu Hand und beschreiben Sie Ihren ersten Tag seit langer Zeit, an dem Sie nur drei Hauptmahlzeiten gegessen haben. Was haben Sie heute gefrühstückt, zu Mittag gegessen und zum Abendbrot zu sich genommen? Wie haben Sie sich gefühlt? Wann hatten Sie Hunger? Wie hat es sich angefühlt?

4.9   Essen Sie fettarm, aber was satt macht

Essen Sie zu den Mahlzeiten etwas, was länger satt macht, damit Sie nicht zwischendurch Hunger bekommen. Essen Sie richtige, feste Mahlzeiten mit viel(!) Gemüse, gegrilltem oder gedünsteten Fisch, fettarmem Fleisch, aber nur wenig Kartoffeln, Nudeln oder Reis dazu. Wählen Sie bei Nudeln und Reis die Vollkornvariante, die macht länger satt. Morgens sättigendes Vollkornbrot statt Brötchen, einen Früchtequark aus Magerquark oder etwas Müsli mit Kefir oder Joghurt zum Frühstück. Eiweiß und Vollkorn machen satt.

Die meisten Suppen sind keine Schlankmacher
In den meisten Diät-Büchern steht immer wieder: Essen Sie Suppen! Suppen machen schlank! Die „magische" Kohlsuppe macht satt und schlank! Sie glauben sowieso nicht an „Wunder"-Diäten? Gut so! Ich kann aus eigener Erfahrung sagen: Vergessen Sie die Schlank-Suppen! Suppen füllen nur ganz kurze Zeit den Magen und machen nicht richtig satt. Der Körper registriert Suppen ähnlich wie Getränke, es sei denn Sie essen

kräftige Eintöpfe. Essen Sie unbedingt feste Nahrung, wenn Sie die 4 h ohne Nahrung überstehen wollen. Außerdem sind viele Suppen und Eintöpfe wahre Kalorienbomben. Kaufen Sie sich mal ein schönes Kochbuch mit Kalorienangaben hinter den Mahlzeiten, und sehen Sie nach, wie viele Kalorien so ein Teller Suppe oder Eintopf hat, Sie werden staunen! Zudem sammeln Suppen durch Ihren hohen Salzanteil in der Brühe oft ordentlich Wasser in Ihrem Körper. Ist zwar nur Wasser, aber das höhere Gewicht gibt nur Frust auf der Waage am nächsten Tag. Ersparen Sie sich das.

4.10 Entrümpeln Sie Ihre Küche

Wenn Sie es richtig ernst meinen mit Ihrer Gewichtsabnahme, dann führt Sie kein Weg an Ihrer Küche vorbei. Gewicht verlieren mit Fast-Food, Fertiggerichten und Essen aus der Mikrowelle funktioniert nicht. Nur wenn Sie Ihr Essen selbst aus frischen Zutaten zubereiten, haben Sie die volle Kalorien- und Fettkontrolle.

Sie werden also Zeit in der Küche einplanen müssen. Ihre Küche ist nicht gerade Ihr Lieblingsplatz? Sie ist unordentlich, unerledigte Post, abgelegte Kleidung, der Wäschekorb, jede Menge Lebensmittel stapeln sich hier in den Vorratsschränken – Sie haben längst den Überblick verloren? Alles ist zu viel?

Jetzt wird die Küche entrümpelt!
Alles, was hier nichts zu suchen hat, muss raus. Sie wissen schon selbst, was in Ihrer Küche nichts zu suchen hat. Räumen Sie es weg. Und jetzt gehen Sie die Schubladen und Schränke durch. Sie werden vieles finden, was Sie nicht mehr brauchen und was nur Platz wegnimmt. Doppelte Dinge, von denen eins kaputt oder nicht mehr schön ist. Küchengeräte, die Sie nie benutzen. Oder wollen Sie diese wieder benutzen, jetzt wo Sie wieder selber kochen wollen? Sie entscheiden! Schaffen Sie Platz und freie Arbeitsflächen, die Sie glänzend sauber putzen. Werfen Sie abgelaufene Vorräte weg und verschenken Sie die Lebensmittel, die nicht mehr zu Ihrem schlanken Leben passen.

Machen Sie sich die Küche zu Ihrem Lieblingsplatz, wo Sie sich beim Kochen entspannen. Vielleicht schaffen Sie sich in der Küche einen kleinen, gemütlichen Essplatz. Sie wollen Ihre Lieblingsserie im Fernsehen nicht verpassen? Kein Problem, ein kleiner Fernseher in der Küche kann hier Wunder wirken. Jetzt erstrahlt Ihre Küche in frischem Glanz, und Sie können loslegen mit dem Kochen.

4.11 Kochen Sie sich schlank

Essen außer Haus oder aus Fertigprodukten steckt oft voller Fett und Kohlenhydrate. Diese Dickmacher bekommen Sie nur in den Griff, wenn Sie Ihre Mahlzeiten selber zubereiten. Sie können nicht kochen?

Fangen Sie klein an

Ein Magerquark mit frischen Obststückchen und ein Vollkornbrot mit Halbfettbutter und Honig oder mit magerem Schinken zum Frühstück, das schaffen Sie! Und mittags ein Rührei oder Spiegelei auf Schwarzbrot geht auch. Abends dann einen Tomatensalat mit etwas kaltgepresstem Olivenöl und einem mageren Stück Fleisch aus der Grillpfanne, das kriegen Sie hin, oder? Und schon haben Sie sich einen ganzen Tag selbst bekocht und gesund und fettarm gegessen.

Wagen Sie sich auch an größere Kochprojekte

Machen Sie einen flotten Spaziergang zu Ihrem Lieblingsbuchladen und stöbern Sie in den Kochbüchern. Suchen Sie ein Kochbuch für Anfänger mit Schritt-für-Schritt-Anleitungen in Wort und Bild und achten Sie auch darauf, dass zu den Gerichten die Nährwertangaben vermerkt sind, sodass Sie wissen, wie kalorienhaltig die Speisen sind. Und jetzt trauen Sie sich an Ihren Herd! Nur wenn Sie selber kochen, sehen Sie das Fett und können es reduzieren. Achten Sie beim Kochbuch-Kauf auf kalorienarme Rezepte. Es gibt spezielle Kochbücher mit Low-Fat Gerichten, also Speisen, die nur wenig Fett enthalten. Legen Sie hierbei auch einen Schwerpunkt auf die gesunde mediterrane Küche.

Oft gibt es in den Kochbüchern auch eine Menge Tipps, wie man Gerichte fettarm zubereitet, zum Beispiel indem man antihaft-beschichtete Pfannen benutzt. Sparen Sie beim Kochen an Fett. Kaufen Sie nur mageres Fleisch, schneiden Sie sichtbare Fettränder ab. Braten Sie mit nur wenig oder ganz ohne Fett in antihaft-beschichteten Pfannen. Wählen Sie fettreduzierten Käse zum Überbacken. Am besten verzichten Sie aber ganz auf überbackene Speisen. Verwenden Sie nur fettreduzierte Milch und Milchprodukte, z. B. Magerquark. Selbst wenn in einem Rezept Sahnequark angegeben ist, schmeckt es auch mit Magerquark. Probieren Sie es aus. Nicht immer gelingt Ihnen alles gleich von Anfang an, geben Sie sich ein paar Versuche. Oder besuchen Sie einen Kochkurs. Es gibt bestimmt einen Kochkurs für Übergewichtige in Ihrer Nähe. Sie werden dort Spaß am Kochen haben und nette Gleichgesinnte treffen, die auch abnehmen wollen, das motiviert Sie zusätzlich.

Selber kochen ist der Schlüssel zum Schlankwerden.

Keine Zeit zum Kochen?

Sie haben keine Zeit zum Kochen? Sie kommen erschöpft und hungrig von der Arbeit und können sich nur noch mit einem Fertiggericht vor den Fernseher werfen? STOPP! So wird das nichts mit dem Abnehmen. Machen Sie sich das Kochen einfach. Wenn Sie nach Feierabend mit Riesenhunger nach Hause kommen, sollten Sie keine aufwendigen komplizierten Speisen kochen. Wählen Sie Speisen, die nur wenige Zutaten benötigen und schnell fertig sind. Auch hierfür gibt es spezielle Kochbücher. Kochen Sie am Wochenende etwas mehr von jedem Gericht und frieren Sie die fertigen Speisen ein. Dann haben Sie ein paar gesunde „Fertiggerichte", die Sie nur noch warm machen müssen. Achtung! Nicht jede Speise eignet sich zum Einfrieren. Auch zu diesem Thema gibt es Informationen in der Kochbuchecke Ihrer Buchhandlung. Oder Sie essen abends nur eine Brotzeit aus sättigendem Vollkornbrot mit gekochtem Schinken, Tomaten, Gurken und fettarmem Brotaufstrich, dazu etwas Obst. Ich bin sicher, Sie finden „Ihre" persönlichen Kochrezepte, die gut schmecken, satt machen und schnell zuzubereiten sind.

Sie lieben es zu kochen?

Wunderbar! Wenn Sie schon immer gut und gerne gekocht haben, dann müssen Sie Ihr Kochverhalten ändern. Suchen Sie Ihre neue Herausforderung in der fettarmen, kalorienarmen Küche. Lassen Sie Ihrer Kreativität freien Lauf und zaubern Sie raffinierte kalorienarme Verführungen, die Sie und Ihre Gäste glücklich machen und die Sie mit Genuss und ohne schlechtes Gewissen essen können.

Doch bei allem neu entdeckten oder neu erwachten Kochenthusiasmus: Kochen Sie nicht zu große Portionen, außer Sie planen, etwas davon für den nächsten Tag oder zum Einfrieren übrig zu lassen. Auch kalorienarmes Essen macht nur schlank, wenn Sie davon nicht mehr als eine Portion essen.

4.12 Trennen Sie Kohlenhydrate und Fette

Kalorienbomben enthalten meist gleichzeitig viel Fett und viele Kohlenhydrate. Denken Sie dabei mal an Pommes. Die Kartoffeln liefern die Kohlenhydrate und das Frittierfett – ja eben das Fett. Für Kartoffelchips gilt das Gleiche. Dazu noch die fettige Mayonnaise. Und jetzt zur Pizza. Viele Kohlenhydrate im Teig und viel Fett im Käse. Sie können gerne einmal Ihre „Lieblingskalorienbomben" in Ihrem Nährwertbüchlein nachschlagen, meist enthalten diese Gerichte viel Fett und Kohlenhydrate gleichzeitig.

Low-Fat und Low-Carb-Diäten

Zwei sehr bekannte Diätformen, die nachweislich funktionieren sind die sog. Low-Fat und Low-Carb-Diät. Bei der **Low-Fat-Diät** wird die Fettzufuhr deutlich gesenkt, da Fett sehr viele Kalorien enthält. Das macht natürlich schlank.

Bei der **Low-Carb-Diät** wird die Kohlenhydratzufuhr stark gesenkt. Kohlenhydrate bestehen aus Zuckermolekülen. In Brot, Kartoffeln, Nudeln oder Getreide stecken komplexe Kohlenhydrate, die im Speichel und im Darm vom Körper in einzelne Zuckermoleküle aufgespalten werden. Der Zucker versorgt den Körper mit Energie. Ist genug Energie aus Kohlenhydraten vorhanden, brauchen die Fettreserven nicht angegriffen werden. Bei einer Low-Carb-Diät wird praktisch die Zuckerzufuhr gedrosselt, und es fehlt dem Körper dadurch Energie. Der Körper muss sich diese aus den Fettdepots holen. Die Fettpolster schmelzen.

Wie man diese Diäten im Alltag umsetzt

Low-Fat-Diäten funktionieren und sind nicht kompliziert. Diese Diät braucht keine lange Erklärung. Fettarme Speisen kennen Sie bestimmt genug. Ein Beispiel für eine sog. Low-Fat-Speise ist z. B. Backkartoffeln mit Kräuter-Magerquark und einem kleinen mageren, gegrillten Stück Fleisch oder frischer Spargel mit Pellkartoffeln und magerem Schinken. Sie finden viele Speisevorschläge nach diesem Prinzip in speziellen Low-Fat Kochbüchern. Wenn Sie diese Diät konsequent umsetzen, d. h. weniger Kalorien essen als Sie verbrauchen und dabei auf wenig Fettzufuhr achten, dann nehmen Sie ab.

In diesem Buch lernen Sie, wie Sie mit einer kalorienreduzierten, gesunden, fettarmen Ernährung schlank werden. Ganz auf Fett in der Ernährung dürfen Sie aber auch bei einer fettarmen Ernährung nicht verzichten. Fette sind wichtig für unsere Gesundheit und die Aufnahme fettlöslicher Vitamine. Mit gesunden Fetten, die ungesättigte Fettsäuren enthalten, wie z. B. Rapsöl, Olivenöl oder Leinöl tun Sie richtig was für Ihre Gesundheit. Diese Fette können Ihren Cholesterinspiegel günstig beeinflussen und das Risiko für Herz-Kreislauf-Erkrankungen senken.

Doch auch die **Low-Carb-Diäten** funktionieren. Low-Carb heißt ja wenig Kohlenhydrate, d. h. typischerweise wird bei diesen Diäten mehr Fleisch gegessen. Schwerpunkte sind Salat, Gemüse, Fleisch, Fisch, Joghurt, Eier, Milchprodukte. Sättigungsbeilagen wie Brot, Nudeln, Kartoffeln, Getreide und Reis sind weitgehend tabu. Auch auf Alkohol sollte verzichtet werden, er enthält viele Kohlenhydrate. Auch hier gibt es spezielle Kochbücher zur Low-Carb-Küche. Essen Sie wenige Kohlenhydrate und nehmen Sie insgesamt weniger Kalorien auf, als Sie verbrauchen, werden sie auch hier schlank. Die Low-Carb-Diäten sind etwas schwieriger umzusetzen als die Low-Fat-Diäten, da typische Speisen mit Beilagen nicht mehr gegessen werden dürfen. Sie müssen ganz neue Rezepte für sich finden.

Beide Diätformen sind natürlich auch ausführlich wissenschaftlich untersucht worden. Hier die Ergebnisse: Sie nehmen mit einer Low-Carb-Diät in den ersten 6 Monaten schneller ab, als mit einer Low-Fat-Diät. Nach einem Jahr liegen jedoch beide Diätformen gleich auf (Nordmann 2006).

Bisher nicht wissenschaftlich untersucht wurde, ob man beide Diätformen kombinieren kann. D. h. eine Mahlzeit Low-Fat und die nächste Low-Carb. Es ist theoretisch durchaus denkbar, dass ein solches Konzept funktioniert, wenn zwischen den Mahlzeiten ein ausreichender Zeitabstand, z. B. 4 h liegt, damit sich der Insulinspiegel wieder regulieren kann.

Ich denke, Sie stimmen mir zu, wenn ich sage, dass es ist im Rahmen einer Gewichtsabnahme keine gute Idee ist, Speisen zu essen, die zum einen sehr fetthaltig und gleichzeitig sehr kohlenhydratreich sind. Gesunde Speisen mit denen Sie abnehmen sind fettarm, vitaminreich und kalorienarm. Mit einer vielfältigen, abwechslungsreichen Küche mit leckeren Gerichten aus Gemüse, Salat, magerem Fleisch oder Fisch, fettarmen Milchprodukten und nur einer kleinen Portion „Sättigungsbeilage" sind Sie auf der sicheren Seite und es klappt auch mit dem Abnehmen.

4.13 Entschärfen Sie Kalorienbomben

Ja, die lieben Kalorienbomben. Pommes, Pizza, Hamburger, Sahnetorten. Auch Sie haben bestimmt Ihre Lieblings-Kalorienbombe, auf die Sie nicht verzichten möchten. Kann man schlank werden, ohne auf diese Leckereien zu verzichten? Man kann! Indem man die Kalorienbomben entschärft. Wie? Kochen Sie Ihre Lieblinge selbst und frisch. Nur wenn Sie selbst kochen, haben Sie die volle Kontrolle über Kalorien, Fett und Co. Überlegen Sie, in welcher Zutat das Fett steckt und finden Sie eine Lösung, das zu reduzieren.

Wie entschärfe ich Pommes und Pizza?

Sie mögen Pommes aus der Fritteuse? Besser, Sie kaufen tiefgekühlte Backofen-Pommes, das spart Fett. Aber auch noch nicht gut genug. Kaufen Sie frische Kartoffeln, schneiden Sie diese in Pommes-Stäbchen. Die Stäbchen dann in einen Plastikbeutel füllen, 1 Esslöffel Olivenöl und etwas Salz dazu, den Beutel verschließen und die Pommes im Beutel durchkneten, bis sie mit dem Öl benetzt sind. Dann die Pommes auf Backpapier auf einem Backblech auslegen und im Backofen bei 200 °C goldbraun backen. In 30–40 min haben Sie leckere, frische, fettarme Pommes. Essen Sie dazu etwas Magerquark mit Kräutern als Dip, oder eine fettreduzierte Mayonnaise, oder etwas Ketchup und genießen Sie ohne schlechtes Gewissen!

Gehen Sie bei den anderen Gerichten auch so kreativ vor. Machen Sie die Pizza selbst aus Hefeteig mit nur ganz wenig Öl und sparen Sie am fettigen Käse. Nehmen Sie nur eine geringe Menge fettreduzierten Käse und belegen Sie die Pizza reichlich mit magerem Schinken, Gemüse, Pilzen, Paprika, Tomatensauce, Rucola, alles fettarm und gesund. Sie werden Ihre selbstgemachte Pizza mögen und können auch hier ohne Reue ein Stück genießen.

So entschärfen Sie auch Ihr Lieblingsgericht

Sie werden für Ihr Lieblingsgericht schon eine Lösung finden, da bin ich sicher. Machen Sie sich immer erst klar, in welcher Zutat das Fett steckt und reduzieren Sie hier die Menge oder denken Sie sich einen fettarmen Ersatz aus. Bei Hamburgern, zum Beispiel, nehmen Sie statt normalem Gehackten fettarmes Tatar und fettarme Saucen, dazu viel Gemüse und Salat. Bei Sahnetorten nehmen Sie nur fettarmen Bisquitteig und darauf eine Fruchtcreme aus Magerquark, Joghurt und nur ganz wenig Sahne, die Sie mit Gelatine binden. Es gibt spezielle Backbücher, die viele Ideen für fettarme Tortenrezepte enthalten. Das ganze Geheimnis ist: Selbermachen!

4.14 Trinken Sie viel Wasser zum Essen

Trinken Sie genug? Ja, Sie haben schon gehört, dass ein gesunder Erwachsener ca. 2 L Flüssigkeit am Tag zu sich nehmen sollte. Sie haben wenig Durst? Das kann daran liegen, dass Sie das Gefühl für Durst verloren haben, weil Sie den Tag über viele kleine Mahlzeiten und Snacks einnehmen. Sie essen lieber als Sie trinken. Das sollten Sie jetzt ändern.

Trinken Sie ab jetzt jeden Tag mindestens 2 L Mineralwasser. Probieren Sie verschiedene Sorten. Mineralwässer schmecken alle unterschiedlich, wenn Sie genau hinschmecken, und das sollen Sie ja. Sie sollen auch lernen, Ihr Mineralwasser zu genießen. Wenn Sie es pur nicht so mögen, dann fügen Sie ein paar ungespritzte Zitronenscheiben oder Limettenscheiben hinzu, das gibt den geschmacklichen Frische-Kick! Wenn Sie Lust auf einen Snack bekommen, dann trinken Sie ab jetzt genüsslich ein großes Glas Mineralwasser. Zelebrieren Sie jeden Schluck, genießen Sie! Und spüren Sie, wie Sie Ihrem Körper etwas Gutes tun.

4.15 Lernen Sie Ihr Essen zu genießen

> Essen Sie grundsätzlich nur das, was Ihnen schmeckt und was Sie mögen.

Vergeuden Sie nicht Ihr begrenztes tägliches Kalorienbudget mit Nahrung, die Ihnen nicht schmeckt, zu der Sie sich zwingen müssen. Genießen Sie Ihr Essen!

Genießen Sie Ihr Essen überhaupt noch?
Genießen Sie wirklich den zweiten Teller, den Nachschlag, die ganze Tüte Chips, die beim Fernsehen plötzlich leer ist? Die ganze Tafel Schokolade? Schmecken Sie nach dem zehnten Stück Schokolade wirklich noch, wie das zarte Aroma der Kakaobohne sich am Gaumen entfaltet? Nein? Wenn etwas davon auf Sie zutrifft, dann überlegen Sie, warum Sie davon so viel essen. Sie wissen es selbst nicht? Ist da nur noch das Gefühl, etwas im Mund zu haben?

Lernen Sie wieder zu genießen
Sie müssen ihr Essen wieder genießen lernen. Und nicht nur Ihr Essen, Sie müssen überhaupt wieder genießen lernen. Die Sonnenstrahlen, die schräg auf Ihr Gesicht scheinen, den Wald mit seinem unverwechselbaren Duft der Frische, den Regen auf Ihrem Gesicht, die Blumen auf dem Feld, den Duft des Flieders im Frühling, den Sonnenuntergang, das Glitzern der Sonne auf einem kleinen See, die Weite des Meeres mit seinem überwältigenden, majestätischen Meeresrauschen.

Übung – Genießen Sie Ihr Essen

Nehmen Sie eine zartschmelzende Praline in den Mund. Nicht kauen und runterschlucken, nein, langsam im Mund schmelzen lassen und das Aroma genießen.

Genießen Sie ein selbstgekochtes Essen, das schön angerichtet ist. An einem gemütlichen Essplatz, auf schönen Tellern, mit elegantem Besteck, ein besonders schönes Wasserglas daneben, ja mit Wasser gefüllt, einem wohlschmeckenden Mineralwasser, das den Geschmack des Essens nicht verfälscht, wie zum Beispiel süße Limonade. Und jetzt nehmen Sie einen kleinen Bissen auf die Gabel, schauen ihn an, beobachten seine Konsistenz, seine Farbe und konzentrieren sich mit allen Sinnen auf den Geschmack im Mund, bevor sie ihn runterschlucken. Dann legen Sie kurz ihr Besteck ab und spüren dem Aroma nach – es verändert sich, wenn der Mund wieder leer ist. Schieben Sie nicht den nächsten Bissen nach, wenn der erste noch nicht runtergeschluckt ist!

Seien Sie ab heute der langsamste Esser am Tisch! Sie werden keinen zweiten Teller mehr brauchen und auch keinen Nachschlag. Das Sättigungsgefühl beginnt ungefähr nach 20 min. So lange sollten Sie sich für Ihren Teller Zeit lassen. Bedenken Sie, dass ein tolles Gericht meist mehr als eine Stunde des Zubereitens benötigt. Das sollten Sie nicht in 5 min herunterschlingen.

Bauen Sie jeden Tag „Genusszeit" in Ihr Leben!

Versuchen Sie, alles was Sie tun mit Achtsamkeit, Geduld und Freude zu tun. Nehmen Sie sich besonders beim Essen Zeit und Muße! Richten Sie jede Mahlzeit schön an, essen Sie am Tisch und üben Sie Ihr Genuss-Ritual. Essen Sie nicht vor dem Fernseher oder mit den Händen. Machen Sie aus jeder Mahlzeit ein Fest! Sehen Sie Ihre Ernährungsumstellung als Entdeckungsreise. Viele Lebensmittel, die Sie noch nicht kennen, warten auf Sie!

4.16 Planen Sie Ihr Essen

Sie wissen ja: Wer abnehmen will, muss einen Plan haben. Dazu zählt auch ein Essensplan. Lassen Sie sich nicht von Ihren Gelüsten durch den Tag treiben und bei Hunger einfach zu dem nächstbesten Essen treiben. Der Schokoriegel zwischendurch, wenn der kleine Hunger kommt. Der Kuchen um 13 Uhr, den Frau Müller zu ihrem Einstand mitgebracht hat. Die Currywurst mit Pommes an der Imbissbude, weil es in der Pause schnell gehen muss. So können Sie nicht abnehmen. Sie brauchen einen Essensplan.

Wenn Sie wissen, was Ihre nächste Mahlzeit sein wird und Sie diese schon vorbereitet im Kühlschrank haben, hilft Ihnen das enorm beim Abnehmen.

Nicht zu wissen, was man essen soll, wenn man bohrenden Hunger bekommt, führt einen schnurstracks zu Fastfood und Schokoriegel. Natürlich können Sie sich nicht jede Woche 21 Speisen im Voraus ausdenken, auf die Sie dann an dem entsprechenden Tag gar keine Lust haben. Deshalb müssen wir die Sache vereinfachen. Sie müssen für sich einen Essensplan erfinden, der genau auf Ihre Bedürfnisse und Vorlieben zugeschnitten ist. Ohne ein System wird alles anstrengend, umständlich und zeitraubend.

> Orientieren Sie sich bei Ihrem Essensplan an Ihren Vorlieben.

Das Frühstück am Morgen

Die meisten Menschen frühstücken im Allgemeinen jeden Morgen das Gleiche. Überlegen Sie sich einmal in Ruhe, wie für Sie ab jetzt ein kalorienarmes aber leckeres Frühstück aussehen könnte, das sie jeden Tag essen möchten. Eine Scheibe saftiges Vollkornbrot mit Marmelade oder Honig, oder doch lieber herzhaft mit magerem Schinken ohne Fettrand oder fettreduziertem Käse? Sie mögen lieber ein knuspriges Brötchen statt Vollkornbrot? O.K., aber nur eins. Dann noch etwas Magerquark mit frischem Obst? Oder lieber ein Müsli mit Kefir? Stellen Sie sich in aller Ruhe und unter Zuhilfenahme Ihrer Nährwerttabelle Ihr neues Lieblingsfrühstück zusammen. Wenn Sie errechnet haben, dass Sie ab jetzt pro Tag 1500 Kalorien (kcal) pro Tag essen wollen, dann sollte Ihr Frühstück ungefähr 400–500 Kalorien (kcal) enthalten. Auch die Getränke zählen mit! Damit haben Sie einen guten Start in den Tag und halten bis zum Mittagessen durch.

Mittagessen

Weiter geht es mit dem Mittagessen. Wenn Sie berufstätig sind, sollten Sie für Ihre Arbeitstage das Mittagessen vorbereiten. Wenn Sie abends nach Feierabend Ihre Hauptmahlzeit kochen, kann es mittags auch ruhig etwas Unkompliziertes zu Essen sein. Zwei täglich abwechslungsreich belegte Vollkornbrote, oder etwas fettarmer, selbstgemachter Nudelsalat, den es am Vortag zu Abend gab oder den Sie sich für die Arbeit selbst zubereitet haben. Oder ein Müsli mit Kefir. Oder ein fertiger Salat mit (möglichst selbstgemachtem) fettarmem Joghurtdressing. Stellen Sie sich auch hier eine Liste von Speisen zusammen, die Sie mögen. Auch das Mittagessen sollte nicht mehr als 500 Kalorien (kcal) enthalten. Der Mensch ist ein Gewohnheitstier. Wenn Sie sich hier 8 bis 10 verschiedene Essensideen für das Mittagessen überlegt haben, die Ihnen schmecken, genügt es, diese immer wieder abzuwechseln. Sie brauchen sich dann keine Gedanken mehr über ein gesundes Mittagessen machen.

Sie möchten aber lieber mit den Kollegen in die Kantine gehen? Dann heißt es, wie immer, Augen auf bei der Speisenwahl. Leider enthalten die meisten Kantinengerichte viel Fett, und es wird schwer werden, hier im Bereich der 500 Kalorien (kcal) für die Mahlzeit zu bleiben. Sie können tapfer bleiben und in der Kantine Ihr eigenes mitgebrachtes Essen verzehren. Stehen Sie selbstbewusst dazu und erklären Sie Ihren Kollegen, dass Sie sich ab jetzt gesünder ernähren. Das wird Ihnen auch Bewunderung einbringen. Oder Sie müssen sich wohl oder übel in der Kantine am Salat festhalten oder nur Sachen essen, von denen Sie wissen, dass sie fettarm sind. Das sind, wie Sie inzwischen wissen, alle gedünsteten Gemüse, gegrilltes, mageres Fleisch oder gegrillter Fisch ohne Panade. Gibt es nur panierten Fisch, entfernen Sie am besten die Panade. Hände weg von allen Saucen oder von großen Mengen Sättigungsbeilage.

Abendessen und Feierabend

Endlich Feierabend! Jetzt heißt es entspannen und genießen. Freuen Sie sich auf Ihre Hauptmahlzeit. Doch auch hier sollten Sie planen, damit Sie nicht in Kochstress geraten. Schmökern Sie am besten am Wochenende in Ihren Low-Fat-Kochbüchern nach Ihren Lieblingsrezepten und planen Sie Ihre Woche. Schriftlich! Schreiben Sie auch gleich die Zutaten in Ihre Einkaufsliste. Es ist weniger Stress, wenn man seine Essenseinkäufe nur einmal die Woche macht und die Zutaten nicht täglich nach Dienstschluss hektisch besorgen muss.

Die Notmahlzeit

Halten Sie auch immer ein paar „Notmahlzeiten", die sich schnell zubereiten lassen, parat, wenn Sie sehr erschöpft sind. Kalorienarme „Notmahlzeiten" sind zum Beispiel Pfannkuchen entweder süß mit Apfelscheiben oder herzhaft mit mageren Schinkenwürfeln und Zwiebelringen oder Spaghetti mit Tomatensauce. Die Tomatensauce können Sie vorbereiten und in Portionsgröße einfrieren. Stöbern Sie in Ihren Kochbüchern nach Ideen für weitere „Notmahlzeiten".

Erfolgstagebuch

Tragen Sie Ihre Essensideen in Ihr Erfolgstagebuch ein und schreiben Sie die Kalorienmenge hinter die Gerichte. Dann brauchen Sie hier nur nachschlagen, wenn Sie eine Essensidee brauchen. Schreiben Sie sich „Ihr" persönliches Kochbuch mit leichten, fettarmen Gerichten für jeden Tag.

Was esse ich morgen?

Es hilft Ihnen ungemein, wenn Sie das Essen für Ihren nächsten Tag visualisieren. Wenn Sie Ihr Essen für Montag planen, lehnen Sie sich am Sonntag einen Moment in Ihren Sessel zurück und stellen Sie sich vor, was Sie am nächsten Tag essen werden. Öffnen Sie im Geiste den Kühlschrank und finden Sie dort schon die Zutaten oder die vorbereiteten Mahlzeiten von morgen. So haben Sie Ihren Tag vor Ihrem geistigen Auge und können sich auf 3 leckere Mahlzeiten freuen. Denken Sie daran: essen Sie immer nur das, was Sie mögen. Quälen Sie sich keine Kalorien in Form von ungeliebten Speisen rein.

4.17 Auswärts essen – ein Problem?

Auswärts essen. Fangen wir mit den Restaurants an. Auswärts essen kann tatsächlich ein Schlank-Programm-Killer sein. Leider verwenden die meisten Restaurants für die Speisen oft viel Fett. Sie essen nur eine kleine Pasta beim Italiener, verzichten auf Brotkorb, Vorspeise und Nachspeise und zack, am nächsten Tag ist ein Pfund mehr Gewicht auf der Waage. Das ist frustrierend. Doch das ist leider kein Einzelfall. Wenn ich jetzt sagen würde, vermeiden Sie es, in Restaurants zu essen, dann werden Sie sagen: Geht nicht! Ich bin beruflich öfter in Restaurants eingeladen. Oder ich freue mich die ganze Woche auf den Samstagabend mit Freunden im Restaurant. Okay, was tun? Wählen Sie Ihre Speisen intelligent aus und denken Sie auch an den nächsten Tag auf der Waage.

Trinken Sie Wasser, bevor das Essen serviert wird

Nicht ein halbes Gläschen gegen den trockenen Mund, nein, ein ordentliches Glas voll. Das füllt den Magen vor dem Essen und man wird danach von kleineren Portionen satt. Trinken Sie auch während des Essens immer mal wieder ein paar Schlucke Wasser. Am Wein sollten Sie besser nur nippen. Alkohol ist eine Kalorienfalle. Jetzt studieren Sie in Ruhe die Speisekarte und wählen mit Bedacht aus. Lassen Sie den Brotkorb, der schon auf dem Tisch steht, unbedingt links liegen. Am besten, Sie lassen den Brotkorb wieder abräumen, damit Sie nicht in Versuchung kommen. Schaffen Sie es, auf die Vorspeise zu verzichten? Das wäre toll. Ansonsten nur etwas Kleines, Fettarmes. Ein Beilagensalat mit wenig Essig-Öl-Dressing. Parmaschinken mit Melone. Vermeiden Sie Vorspeisenplatten. Hier gibt es zwar oft Gemüse, dieses ist aber meist in viel Olivenöl eingelegt. Und Finger weg von Cremesuppen.

Wählen Sie die Hauptspeise mit Bedacht

Essen Sie keine Fettbombe! Sie haben ja inzwischen gelernt, in welchen Speisen viel Fett enthalten ist. Auf der sicheren Seite sind Sie mit Salaten mit leichtem Dressing, Gemüse, gegrilltem Fisch, magerem Fleisch. Zum Beispiel: Ein mageres Steak mit Salat ist o.k., auch die fettarmen gegrillten Scampi sind kein Problem. Achtung Fettfalle: Verzichten Sie unbedingt auf Saucen oder mit Käse Überbackenes. Essen Sie aber auch hier wieder nichts, was Sie nicht mögen. Diese Kalorien können Sie sich immer sparen!

Bestellen Sie möglichst kleine Portionen

Ja, ja, die werden leider in den Restaurants unter dem unschönen Namen „Seniorenteller" angeboten. Lassen Sie sich davon nicht abschrecken, denken Sie immer an den Erfolg Ihres Projektes. So, und jetzt die Speise gemütlich, in kleinen Bissen und ganz langsam genießen. Beschäftigen Sie sich so lange wie möglich mit Ihrem Hauptgericht. Legen Sie das Besteck immer mal wieder ab und trinken Sie einen Schluck Wasser. Genießen Sie die Geselligkeit bei Tisch und tragen Sie zur guten Stimmung bei, indem Sie auch mal eine Anekdote zum Besten geben. Dann vergeht der Abend, Sie hatten Spaß und haben dabei auch noch Kalorien gespart.

Wenn der XXL-Pasta-Teller zu voll ist, lassen Sie sich doch ruhig die Hälfte für zu Hause einpacken. Dann haben Sie am nächsten Tag schon eine fertige Mahlzeit, die Sie nur noch aufwärmen müssen.

Üben Sie etwas Verzicht beim Nachtisch

Jetzt noch der Nachtisch. Genießen Sie nur einen aromatischen Espresso oder Tee. Die üblichen Nachspeisen enthalten meist genauso viele Kalorien wie das Hauptgericht. Üben Sie hier etwas Verzicht. Wenn es nicht ohne geht, dann wählen Sie einen frischen Obstsalat oder ein Fruchtsorbet.

Die All-you-can-eat-Büffets

Alle Abnehmvorsätze scheitern leider oft an den All-you-can-eat-Büffets. Angesichts der vielen lecker angerichteten Speisen in ihrer überwältigenden Verlockung, wird fast jeder schwach. Hier ist Disziplin angesagt. Sie wissen schon, was ich meine. Sie sollten jede Köstlichkeit erst im Geiste auf ihren Kalorien- und Fettgehalt prüfen und dann gezielt auswählen. Nehmen Sie unbedingt nur die kleinen Teller, wenn Sie zum Büffet gehen! Auch hier gelten wieder alle Empfehlungen für Restaurantbesuche, die Sie beherzigen sollten. Immer noch kein Brot zu den Vorspeisen. Viel Wasser trinken. Und wenn Sie dann am Tisch sitzen, langsam essen und genießen! Und gehen Sie maximal zwei Mal ans Büffet, nicht öfter. Und wenn es zum Nachtisch die traumhafte Mousse au Chocolat sein muss, bitte nur wenig von der Mousse und viel vom Obstteller. Rechnen Sie nach Büffet-Tagen nicht damit, am nächsten Tag weniger zu wiegen, das ist praktisch unmöglich. Genießen Sie, aber machen Sie am nächsten Tag wieder mit Ihrer Schlank-Ernährung weiter.

4.18 Der Bewegungs-Check

Bewegung ist sinnvoll. Bewegung baut Fett ab. Bewegung kräftigt den Körper. Bewegung stärkt das Immunsystem. Bewegung bringt den Kreislauf in Schwung. Bewegung macht gute Laune. Bewegung macht gesund. Warum bewegen Sie sich nicht? Keine Zeit? keine Lust? Zu anstrengend? Gelenkbeschwerden?

Wenn Sie fettleibig sind und noch nie Sport gemacht haben, werde ich Sie nicht ins Fitness-Studio schicken oder einen einstündigen Lauf durch den Wald von Ihnen verlangen. Erstmal heißt es „jeder Gang macht schlank". Sie sollten sich erst einmal im Alltag mehr bewegen. Zu Fuß zum Bäcker statt mit dem Auto. Aktiver im Haushalt werden. Putzen, Staubsaugen – auch das ist Training. Und für das Wochenende planen Sie einen schönen Spaziergang. Wenn diese alltäglichen Bewegungen Ihnen aber schon Luftnot, Herzrasen, hohen Blutdruck oder Schmerzen an Knie- oder Hüftgelenken bereiten, dann sollten Sie unbedingt einen Arzttermin vereinbaren und sich individuell beraten lassen, welche Bewegung für Sie geeignet ist. Für alle Übergewichtigen und Fettleibigen gilt: Beginnen Sie kein Sportprogramm auf eigene Faust, das gilt besonders, wenn Sie nicht gesund sind oder jahrelang keinen Sport betrieben haben. Lassen Sie sich vorher von Ihrem Hausarzt durchchecken und beraten.

Mit Spazierengehen anfangen
Meist ist aber Spazierengehen mit gelenkentlastenden Nordic-Walking-Stöcken auch für Fettleibige geeignet. Vielleicht ist auch Aqua-Gymnastik unter Aufsicht eines Physiotherapeuten für Sie das Richtige. Im Wasser wird Ihr Körper ganz leicht, und die Gelenke können schmerzfrei bewegt werden. Wenn Sie nach einer Weile abgenommen haben, können Sie Ihre Bewegung langsam steigern. Bedenken Sie, Überanstrengung ist für Übergewichtige und Fettleibige nicht gesund. Wenn Sie aus der Puste kommen, oder das Herz rast und Ihr Blutdruck pocht in den Schläfen, dann wird es gefährlich. Geben Sie auf sich acht und überfordern Sie sich nicht. Auch in einer Sportgruppe für Übergewichtige macht es Spaß, mit Gleichgesinnten etwas für Ihre Gesundheit zu tun. Der Sportlehrer wird Ihnen Übungen zeigen, die Sie auf Trab bringen, aber Sie nicht überfordern.

Wenn Sie sich aber schon kraftvoll die Hanteln schwingen sehen oder sich vorstellen, wie Sie leichtfüßig um den See joggen… STOPP! So weit sind wir noch lange nicht. Das können Sie in Angriff nehmen, wenn Sie Ihr Gewicht deutlich verringert haben und Sie wieder gesund sind. Bleiben Sie realistisch. Lassen Sie vor Ihrem inneren Auge erstmal das Bild entstehen, wie Sie täglich nach der Arbeit einen flotten Spaziergang in der Natur machen oder vielleicht eine Runde Fahrrad fahren.

Ohne Bewegung keine nachhaltige Gewichtsabnahme
Das ist leider so. Bewegung kurbelt den Stoffwechsel an, verbrennt Fett, kräftigt die Muskulatur, ist gesund und gut fürs Körpergefühl. Doch schon Bewegung im Alltag verbraucht Kalorien. Mit einem moderaten Sportprogramm können Sie die Kalorienverbrennung aber noch zusätzlich ankurbeln. Schauen Sie sich doch einmal Tab. 4.1 an. Sie sehen dort an

Tab. 4.1 Kalorienverbrauch durch 30 min Bewegung (ungefährer Verbrauch, geschätzt)

Ihr Gewicht:	80 kg	90 kg	100 kg	110 kg	120 kg
	[kcal]	[kcal]	[kcal]	[kcal]	[kcal]
Fahrradfahren	210	220	240	250	260
Tanzen	100	110	120	130	140
Hausarbeit	120	130	140	150	160
Spazierengehen	120	130	140	150	160
Nordic Walking	230	240	260	270	290
Moderates Joggen	250	260	280	290	310
Schwimmen	240	260	280	290	310
Gartenarbeit	180	190	200	210	220

Quelle: Eigene Schätzungen

ein paar Beispielen, dass Sie nicht nur mit einem straffen Sportprogramm Kalorien verbrennen. Mit einer halben Stunde Hausarbeit und einem anschließenden 30-minütigen Spaziergang am Tag haben Sie schon ordentlich was für Ihr Bewegungskonto getan. Sie haben damit genauso viele Kalorien verbraucht wie mit 30 min gemütlichem Jogging. Sie sehen auch in der Tabelle, dass Übergewichtige und Fettleibige mit der gleichen sportlichen Aktivität mehr Kalorien verbrauchen als schlankere Zeitgenossen. Je höher Ihr Gewicht, desto mehr Kalorienverbrauch bei Bewegung.

Also bleiben Sie in Bewegung!
Sie sollten in einem ersten Schritt Ihr Aktivitätsniveau im Alltag steigern, damit ist schon viel gewonnen. Ein großes Sportprogramm mit 30 min Joggen ist erstmal für Sie tabu. Erst wenn Sie ein gesundes Gewicht erreicht haben, können Sie damit liebäugeln.

Doch nur mit Bewegung allein können Sie nicht schlank werden. Auch ist es Zeitverschwendung und macht nur schlechte Laune, wenn Sie versuchen die Torte vom Nachmittag durch ein verschärftes Sportprogramm wieder abzubauen. Das wird Ihnen nicht nachhaltig gelingen. Sie müssen auch insgesamt weniger essen! Aber bitte bauen Sie unbedingt mehr Bewegung in Ihr Leben ein, egal wie dick Sie sind! Bewegung ist für Sie wichtig um abzunehmen und wieder gesund zu werden, Ihren Körper zu straffen und gute Laune zu bekommen.

> Die wichtigsten Erfolgsfaktoren für eine Gewichtsabnahme sind:
>
> * weniger Kalorienzufuhr
> * Bewegung

4.19 Der Rundumschlag

Sie haben dieses Buch bis hier gelesen. Sie sind begeistert. Sie wollen ab jetzt Ihr Leben komplett umstellen. Ab jetzt wird rigoros abgespeckt. Keine Süßigkeiten mehr, Torte adé, Fastfood – gestrichen. Kein Schokoaufstrich mehr auf's Brötchen. Ab jetzt nur noch Vollkornbrot, Salat, Gemüse – gesund halt und kalorienarm. Kein Kaffee mehr, nur noch reines Quellwasser. Nach der Arbeit gleich zum Sport. Eine straffe Runde Nordic Walking, danach einen frisch gepressten Orangensaft und nur ein leichtes Abendessen. Früh zu Bett. Super, Sie sind gar nicht mehr zu stoppen.

Was glauben Sie, wie lange Sie dieses „neue Leben" durchhalten? Wenn Sie ein paar Wochen schaffen, Gratulation! Doch dann werden Sie wahrscheinlich vor Erschöpfung auf die Couch sinken und sich am Ende doch nur wieder in Ihrem gewohnten Leben wiederfinden. Begeisterung für Ihren neuen Lebensstil ist wichtig, und Sie sollen auch begeistert sein, aber geben Sie sich Zeit. Neue Gewohnheiten müssen zu Ihnen passen und müssen langsam und allmählich in Ihr Leben integriert werden, damit Sie erfolgreich angenommen werden. Kleine Kurskorrekturen sind langfristig viel erfolgreicher als der „ganz große" Befreiungsschlag.

Machen Sie sich Ihre liebgewonnenen Gewohnheiten bewusst
Betrachten Sie vor Ihrem inneren Auge einmal Ihre vertrauten Verhaltensweisen:

* Sie kaufen z. B. im Supermarkt immer die gleichen Nahrungsmittel und haben noch nie darauf geachtet, wie viele Kalorien in Ihren Lieblingsspeisen stecken
* Sie trinken immer die gleichen Softdrinks, ohne sich Gedanken darüber zu machen, wie viel Zucker und Kalorien darin stecken
* Sie essen immer mittags an der Würstchenbude um die Ecke, weil es so praktisch ist
* Sie gehen immer am Wochenende in „Ihr" Restaurant und essen alles was Ihnen schmeckt, ohne sich über Fett und Zucker überhaupt Sorgen zu machen, weil es in Gesellschaft dort so gemütlich ist

Natürlich müssen Sie für Ihr Schlank-Projekt liebe Gewohnheiten aufgeben, das wissen Sie inzwischen. Überlegen Sie aber zunächst einmal, wo es Ihnen leichtfällt. Hier ein paar Beispiele: Im Supermarkt mehr auf kalorienarme Nahrungsmittel achten, die Ihnen auch schmecken – das sollte doch klappen. Getränke ohne Zucker auswählen, ja da werden Sie bestimmt Alternativen finden. Mittags an der Würstchenbude – vielleicht reicht Ihnen ja eine kleine Pommes ohne Currywurst oder ein Krautsalat. Oder noch besser, Sie nehmen sich wenigstens ab und zu etwas Gesundes von zu Hause mit. Und im Restaurant? Da lesen Sie vorher noch mal im Kapitel „Auswärts essen – Ein Problem?" nach. So haben Sie neue Gewohnheiten in Ihr Leben gelassen und die Weichen in Richtung „schlank" gestellt.

Erfolgstagebuch
Prüfen Sie Ihren Tages- und Wochenablauf. Wo sind Sie ein Gewohnheitstier? Wo können Sie ansetzen, etwas in Richtung „Gewichtsabnahme" zu ändern?

4.20 Boxenstopp

Haben Sie schon etwas von den Ernährungstipps umgesetzt? Ja? Super!
Dann schauen wir mal zurück auf die ersten Tage Ihres schlankeren Lebens.
Ich hoffe, Sie haben auch fleißig in Ihr Erfolgstagebuch geschrieben, was Sie
über Ihr Übergewicht gelernt haben, wie Sie sich fühlen, was Sie vorhaben
und wie Sie sich so geschlagen haben. Sind schon die ersten Kilos gepurzelt?

> **Erfolgstagebuch**
>
> Nehmen Sie Ihr Tagebuch zur Hand und schreiben Sie mit Datum unter dem
> Titel „Mein erster Boxenstopp" auf, wie es Ihnen bisher ergangen ist. War
> da Frust, oder hat es Spaß gemacht? Sind Sie bedrückt oder voller Energie?
> Schreiben Sie einen kleinen Erfahrungsbericht. Was hat funktioniert, wo hakt
> es noch? Wann sind Sie schwach geworden? Haben Sie Ihr halbes Kilo pro
> Woche geschafft? Welcher Verzicht ist Ihnen leichtgefallen? Schreiben Sie eine
> kleine Geschichte auf. Seien Sie auch ruhig humorvoll, und lassen Sie auch
> Ihre kleinen Schwächen mit einem Augenzwinkern zu Wort kommen. Machen
> Sie doch auch wieder ein Foto von sich, auf dem Sie ganz zu sehen sind und
> kleben es ein. Ziehen Sie sich dazu schön an und lächeln nicht vergessen!
> Schreiben Sie eine kleine Liste der Speisen, die Sie heute gegessen haben. Ver-
> gleichen Sie diese mit Ihrer Liste vom Kalorien-Check am Anfang des Buches.
> Messen Sie nun noch Ihren Taillenumfang und tragen Sie ihn zusammen mit
> Ihrem Gewicht ein, um Ihren Erfolg sichtbar zu machen. Ich garantiere Ihnen,
> Sie werden sich später freuen, das alles aufgeschrieben zu haben. Blättern Sie
> auch immer zurück in Ihrem Tagebuch, und lesen Sie noch mal was dort ein-
> getragen ist, wenn Sie Ihren Boxenstopp machen. Sie werden erstaunt sein, was
> sich schon alles bei Ihnen getan hat.

Machen Sie alle 5 kg Gewichtsabnahme einen Boxenstopp

Ihr Erfolgstagebuch soll Ihnen zeigen, was sich bei Ihnen alles tut, sowohl
auf der körperlichen, aber auch auf der seelischen Ebene. Es soll Ihren
Weg zum gesunden Gewicht dokumentieren, Sie motivieren, aber Ihnen
auch über Durststrecken hinweghelfen. Machen Sie diesen Boxenstopp
in regelmäßigen Abständen. Zum Beispiel sollten Sie alle 5 kg Gewichtsabnahme eine kleine Zwischenbilanz ziehen.

Es läuft noch nicht so wie am Schnürchen? Sie haben keine Zeit, sich
immer um die Kalorienmengen zu kümmern? Dann nehmen Sie doch Ihr
Smartphone zur Hand. Dort gibt es in den App-Stores Apps, die Ihnen
beim Kalorienzählen helfen können. Sie tippen ein, was Sie so den Tag über
essen, und die App zählt die Kalorien für Sie zusammen. Da macht das
Kalorienzählen doch gleich mehr Spaß.

Nach einer Weile werden Sie sowieso keine Kalorien mehr zählen müssen. Sie wissen dann längst, wie viele Kalorien in den Nahrungsmitteln stecken und können so über den Daumen abpeilen, wie viel Sie davon essen können. Außerdem essen Sie ja längst nur noch 3 Mahlzeiten, fettarm und kleine Portionen und trinken meist Null-Kalorien-Getränke. Damit sind Sie schon automatisch auf der Abnehmspur. Den Rest erzählt Ihnen doch die Waage. Wenn dort jeden Tag ein kleines Weniger auf dem Display angezeigt wird, haben Sie alles richtig gemacht. Wenn die Waage aber mal eine Weile nicht so will wie Sie, dann haben Sie ein Abnehmproblem. Wie Sie damit umgehen, erfahren Sie im nächsten Kapitel.

5

Abnehmprobleme lösen

Inhaltsverzeichnis

Abnehmprobleme, oh je! Kennen Sie wahrscheinlich schon, wenn Sie einmal eine Diät gemacht haben. Sie essen weniger, halten sich tapfer an ein Bewegungsprogramm, doch dann das: Gewichtsstillstand oder sogar Gewichtszunahme! Dazu noch quälende Heißhungerattacken. Tief durchatmen. Das ist ganz normal, wenn Sie über lange Zeit geduldig Kilo um Kilo abbauen. Keine Panik! In diesem Kapitel reden wir darüber und entwickeln Gegenmaßnahmen. Der Körper will auch in diesen kritischen Phasen weiter liebevoll behandelt werden. Lassen wir ihm mit Geduld die kleine Stillstandspause und machen wir gelassen weiter mit unserem Programm.

© Der/die Herausgeber bzw. der/die Autor(en), exklusiv lizenziert durch Springer-Verlag GmbH, DE, ein Teil von Springer Nature 2020
M. Lewandowski, *Zu dick? Auch Sie können abnehmen!*,
https://doi.org/10.1007/978-3-662-61986-5_5

5.1   Abnehmen ist Schwerstarbeit für den Körper

Abnehmen macht schlapp, müde. Der Körper muss Schadstoffe loswerden, die aus dem Fettgewebe freigesetzt werden. Das Hautbild verschlechtert sich. Sie leiden unter Hautunreinheiten, sind blass, müde und nicht mehr voll leistungsfähig. Sie sind infektanfälliger. Kopfschmerzen stellen sich ein. Das ist alles möglich, und diese Probleme treten vor allem in den ersten Wochen des Gewichtsverlusts auf und bessern sich dann. Die anfängliche Müdigkeit und Schlappheit weicht nach einer Weile, und Sie spüren neue Energie, die Ihnen Kraft gibt. Der Körper ist dann schon einen Teil des Fettes losgeworden, und eine Menge Schadstoffe haben Ihren Körper verlassen. Sie sind leichter geworden, können besser durchatmen. Sie bewegen sich jetzt mehr und freier, das gibt zusätzlich Kraft, Leichtigkeit und Energie. In dieser großen Umstellungsphase sollten Sie liebevoll mit Ihrem Körper umgehen. Pflegen Sie ihn gut, gönnen Sie Ihrem Körper angenehme Körperpflegeprodukte, trinken Sie wohltuende Tees, die die Nierenfunktion anregen, damit Schadstoffe ausgeschwemmt werden. Gönnen Sie sich Zeit für sich, entspannen Sie sich, bekommen Sie ein Gefühl für die Bedürfnisse Ihres Körpers.

5.2   Fett speichert Schadstoffe

Wenn Sie Gewicht verlieren, wird Körperfett abgebaut. Im Körperfett speichert der Körper auch fettlösliche Schadstoffe, die er über die Zeit aufgenommen hat. Übergewichtige können so z. B. Rückstände von Pestiziden, Schwermetalle und teilweise Überreste von Medikamenten in ihrem Fettgewebe mit sich herumschleppen. Je mehr Übergewicht, desto mehr Schadstoffe. Diese Schadstoffe werden bei einer Diät aus dem abgeschmolzenen Fettgewebe freigesetzt und gelangen in den Blutkreislauf (Chevrier 2000). Nimmt ein fettleibiger Mensch sehr schnell ab, wie zu Beispiel nach einer Magenverkleinerung, dann kann es zu deutlich erhöhten Schadstoffwerten im Blut kommen. Aber auch bei einer langsamen Gewichtsreduzierung kommt es zu einer Schadstoffbelastung im Blut. Diese Schadstoffe können im Blut nachgewiesen werden, doch sind entsprechende Untersuchungen sehr teuer und werden im Allgemeinen nicht durchgeführt.

Unterstützen Sie Ihren Körper bei der Entgiftung

Nun führt für Sie ja kein Weg an einer Gewichtsabnahme vorbei. Dabei werden vermutlich auch bei Ihnen Schadstoffe aus dem abgebauten Fettgewebe ins Blut freigesetzt. Sie können dies oft am Zustand Ihrer Haut bemerken, die während der Abnehmphase zu Trockenheit, Unreinheiten und Blässe neigt. Auch ist es nicht selten, dass sich ein strenger Schweißgeruch und auch Mundgeruch bemerkbar machen. Achten Sie daher in dieser Zeit besonders auf Ihre Körperpflege. Verwenden Sie ein gutes Hautöl und ein angenehmes Deodorant.

Der Körper ist in den meisten Fällen selbst in der Lage über den Darm, die Leber und die Nieren die Schadstoffe loszuwerden. Wie können Sie selbst Ihrem Körper helfen, Schadstoffe loszuwerden? Mit den folgenden Maßnahmen und Heilmitteln aus Mutter Natur können Sie Ihren Körper bei der Entgiftung unterstützen.

Lassen Sie es langsam angehen

* Nehmen Sie Ihr Übergewicht langsam und kontinuierlich ab. Machen Sie möglichst keine Gewalt-Diäten, die in kurzer Zeit sehr viele Schadstoffe freisetzen.

Unterstützen Sie Ihren Körper mit geeigneter Nahrung

* Stärken Sie Ihr Immunsystem mit gesunder, frischer, vitaminreicher, farbenfroher Ernährung! Insbesondere farbenfrohe Rohkost enthält sehr viele sekundäre Pflanzenstoffe, die sehr gesund sind.
* Essen Sie täglich einen Apfel. Das Apfelpektin ist sehr gesundheitsfördernd.

Regen Sie Ihre Ausscheidungsorgane an

* Steigern Sie Ihre Wasserzufuhr, um die Nieren zu aktivieren. Wenn Sie hellen Urin ausscheiden, trinken Sie genug. Es gibt auch harntreibende Kräutertees wie z. B. Brennesseltee.
* Die Leber ist das größte Entgiftungsorgan des Körpers. Die Naturheilkunde empfiehlt zur Unterstützung Nahrungsmittel, die Bitterstoffe enthalten, wie z. B. Rucola, Chicorée oder Radicchio. Belasten Sie die Leber nicht zusätzlich mit Alkoholmengen, die über ein gelegentliches Glas Wein oder Bier hinausgehen.
* Der Darm ist unser Ausscheidungsorgan Nr. 1 und spielt eine große Rolle in der Immunabwehr. Unterstützen Sie den Darm mit einer ballaststoffhaltigen Nahrung und viel Obst und leicht gedünstetem Gemüse. Leinsamen quellen im Darm auf, wenn Sie dabei viel trinken und binden Schadstoffe. Auch Sauerkraut, Sauerkrautsaft und Milchprodukte wie Molke, Kefir oder Joghurt können den Darm in seiner Ausscheidungsfunktion unterstützen.

Regen Sie Ihren Stoffwechsel an!

* Bewegen Sie sich! Jede Bewegung kurbelt den Stoffwechsel an. Ob es nun eine anstrengende Hausarbeit wie Staubsaugen ist oder Sie einen flotten Spaziergang machen, jeder Schritt zählt!
* Stimulieren Sie Ihre Haut durch Bürstenmassagen. Verwenden Sie zur Hautpflege ein hochwertiges Hautöl. Auch Wechselduschen regen den Kreislauf an.
* Vielleicht ist auch die Sauna etwas für Sie? Saunagänge regen den Stoffwechsel und die Hautdurchblutung an. Auch wenn Sie noch nicht Ihre Traumfigur haben, nur Mut! Sie sind in der Sauna bestimmt nicht der einzige Übergewichtige. Fragen Sie aber bitte vorher Ihren Arzt, ob Saunagänge für Sie geeignet sind.
* Auch Yoga kann entgiften! Yoga entspannt, fördert über spezielle Atemtechniken die Sauerstoffaufnahme in das Blut und beschleunigt den Stoffwechsel. Sie sind zu dick für Yoga? Viele Menschen assoziieren Yoga nur mit komplizierten Körperstellungen, die einen beweglichen Körper erfordern. Das ist nicht richtig. Yoga ist ein ganzheitliches Konzept zur Gesunderhaltung von Körper und Geist, das aus Meditation, Entspannung, Atemübungen, Körperstellungen und ggf. einem vegetarischen Ernährungskonzept besteht. Sie brauchen für sich nicht unbedingt alle Bausteine dieses Konzepts umzusetzen. Es ist für Körper und Geist schon förderlich, wenn Sie z. B. nur die Entspannungsübungen und die Atemübungen umsetzen. Bei starkem Übergewicht oder Fettleibigkeit muss auf die Körperstellungen (Asanas) zunächst verzichtet werden, da einzelne Stellungen zu Luftnot und Kreislaufstörungen führen können. Bringen Sie sich Yoga aber keinesfalls im Selbststudium bei, sondern besuchen Sie dazu einen Kurs und erlernen die Techniken unter Anleitung eines erfahrenen Yoga-Lehrers. Wenn bei Ihnen ein spezieller Yoga-Kurs für Übergewichtige angeboten wird, dann wäre das doch vielleicht etwas für Sie. Eine Schnupperstunde wäre ein Anfang.

5.3   Der Gewichtsstillstand

Sie sind selbst überrascht. Sie haben mit Elan und Begeisterung das Ernährungsprogramm begonnen und sind auch schon einige Wochen dabei. Am Anfang sind die Pfunde fast von selbst gepurzelt, doch nach ein paar Wochen hat sich das Abnehmtempo verlangsamt. Das ist normal. Ein bis zwei Kilo pro Monat und Sie sind im Plan. Schnellere Gewichtsabnahmen sind langfristig gar nicht erwünscht, da sie für den Körper sehr belastend sind.

Doch dann, nach einer Weile nehmen Sie plötzlich nicht weiter ab, obwohl Sie sich weiter an das Ernährungsprogramm halten und weniger Kalorien essen, als Sie verbrauchen. Gewichtsstillstand! Warum?

Warum kommt es zu einem Gewichtsstillstand?

Es gibt mehrere mögliche Erklärungen. Zum einen kann der Körper den Energieumsatz gesenkt haben, weil Sie mit der Bewegung nachgelassen haben. Wenn Sie sich aber weiter fleißig bewegt haben, dann kann es sein, dass der Körper Muskelmasse aufgebaut hat. Muskelmasse ist schwerer als Fett. Das Gewicht bleibt dasselbe, aber das Fett wird trotzdem weniger. Fett verschwindet, Muskelmasse kommt. Das ist gut für Ihren Körper, weil Sie mit größerer Muskelmasse mehr Kalorien verbrauchen, selbst in Ruhe. Messen Sie jetzt öfter Ihren Taillenumfang. Sie sehen dann vielleicht eine Weile keine Gewichtsabnahme auf der Waage, aber Ihr Taillenumfang verringert sich nach und nach.

Eine weitere Erklärung könnte sein, dass Sie Ihren sog. Gewichts-Set-Punkt erreicht haben. Wenn Sie mit der Ernährungsumstellung schon sehr viel Gewicht verloren haben und Ihren BMI fast normalisiert haben, dann könnte Ihr Körper Ihnen damit mitteilen, dass er sein persönliches Zielgewicht, seinen Set-Punkt erreicht hat. Eine Gewichtsabnahme unter dieses individuelle Zielgewicht wäre nur mit größter Kraftanstrengung und strenger Diät zu erreichen. Sie sollten sich dann mit diesem Zielgewicht, das der Körper Ihnen mitteilt, anfreunden. Aber nur, wenn Sie sich mit diesem Gewicht schon fast an der Grenze zum Normbereich befinden! Wenn Sie aber noch deutlich übergewichtig sind, Sie noch deutliches Bauchfett haben oder Ihr Blutdruck, ihre Blutfette und Ihr Blutzucker noch hoch sind, müssen Sie auch gegen diesen Widerstand weiter abnehmen.

Was kann ich tun?

> Für jeden Gewichtsstillstand während der Ernährungsumstellung gilt: Geduld, Geduld, Geduld. Weitermachen mit der kalorienreduzierten Ernährung.

Ändern Sie zunächst nichts an Ihrer Schlank-Ernährung. Nicht die Kalorienzufuhr weiter senken. Abwarten und (ungesüßten) Tee trinken. Nach einer Weile geht es weiter mit der Gewichtsabnahme.

Wenn der Gewichtsstillstand jedoch mehrere Wochen anhält, müssen Sie nochmal Ihren Energiebedarf überprüfen. Vielleicht ist dieser mit Ihrer Gewichtsabnahme abgesunken. Dann muss die Kalorienzufuhr etwas vermindert werden. Lesen Sie dazu nochmal unter Kap. 3 „Wie schnell kann ich abnehmen?" nach. Dort ist alles erklärt.

Was Sie unternehmen können, um den Stillstand schneller zu durchbrechen ist, Ihre Bewegung zu steigern. Aber nicht übertreiben! Mehrere muntere Spaziergänge in der Woche oder eine Radtour am Wochenende. Oder Sie gehen mal Schwimmen. Wenn Sie den Fettleibigkeitsbereich bereits verlassen haben, können Sie es auch flotter angehen lassen. Eine Runde Nordic Walking oder eine kleine Jogging-Runde, zunächst nur langsam mit vielen kleinen Gehpausen, wenn Ihre Gelenke das mitmachen, sind auch drin. Aber Vorsicht, ich muss Sie daran erinnern, wenn Sie nicht gewohnt sind, Sport zu treiben, unbedingt vorher einen Check beim Hausarzt zu machen und dort nachzufragen, welche Sportarten für Sie empfehlenswert sind.

5.4   Hilfe, ich nehme wieder zu!

Gewichtsstillstand? „O.k., ich weiß ja inzwischen, da muss ich durch, aber wieder zunehmen, das geht gar nicht. Was mache ich denn nun?" Jetzt erstmal tief durchatmen und nicht in Panik geraten. Ist das mit der Gewichtszunahme nur eine Momentaufnahme von zwei, drei Tagen oder nehmen Sie schon über mehrere Wochen kontinuierlich zu? Schwankungen von Tag zu Tag sind normal und sollten Sie nicht beunruhigen. Ja, ich weiß, viele Diät-Ratgeber empfehlen, sich nur einmal pro Woche zu wiegen, wir sprachen ja schon davon. Doch wenn am Ende der Woche ein halbes Kilo mehr auf der Waage steht, dann müssen Sie schon wieder viele Schritte in Richtung Gewichtsabnahme gehen. Besser, Sie beobachten Ihre Gewichtstendenz von Tag zu Tag, dann können Sie schneller gegensteuern.

Wieso nehme ich wieder zu?
Können Sie sich erklären, wie es zu der Gewichtszunahme gekommen ist? Ich bin sicher, Sie können es! Haben Sie die Ernährungsregeln im Großen und Ganzen befolgt, oder gab es einen Schlemmertag? Schon ein einziger Schlemmertag während einer Schlank-Ernährung kann gewichtsmäßig einen ganzen Wochengewinn zunichtemachen. Wenn der Körper sich im Gewichtsabnahmemodus befindet und dann plötzlich ein Nahrungsüberangebot bekommt, greift er leider gierig zu.

Machen Sie sich noch mal die Ernährungsregeln bewusst und finden Sie heraus, was bei Ihnen los war. Zuviel Fett gegessen? Doch bei den Süßigkeiten zugeschlagen? Bei der Bewegung nachgelassen? Oder haben Sie in den letzten Wochen Ihr Ernährungsprogramm schleifen lassen und sich einfach nicht mehr gewogen?

Erfolgstagebuch

Seien Sie ehrlich zu sich selbst und schreiben Sie in Ihr Erfolgstagebuch, was passiert ist. Wie viel haben Sie zugenommen und seit wann? Was waren die Gründe dafür und was wollen Sie in Zukunft anders machen.

Wenn Sie sich nicht erklären können, wie es zu der Gewichtszunahme gekommen ist, dann schreiben Sie ein paar Tage genau auf, was Sie gegessen haben und schlagen die Kalorien nach. Meist hat man einfach unbemerkt zu viele Kalorien gegessen.

Drücken Sie die Reset-Taste

Und jetzt heißt es: Abhaken, entspannen, nicht ärgern und aus den Fehlern lernen. Starten Sie gleich hier und jetzt neu mit Ihrem Ernährungsprogramm. Drücken Sie einfach die Reset-Taste, scheren Sie wieder auf die Abnehmspur ein und machen Sie einfach weiter. Machen Sie keine große Sache aus dem Durchhänger und fühlen Sie sich keinesfalls als Versager. So einen Durchhänger hat jeder mal, das gehört zu einer erfolgreichen Ernährungsumstellung dazu. Das sind wertvolle Lehrstunden, die einem zeigen, wo es nicht lang geht.

Haben Sie ein Problem, das Sie lösen müssen?

Wenn sich bei Ihnen aber die Gewichtsabnahmephasen mit Gewichtszunahmephasen abwechseln und kein Abnahmeerfolg mehr verzeichnet werden kann, müssen Sie gegensteuern. Erstmal müssen Sie genau darüber nachdenken, was hier los ist. Machen Sie gerade eine schwierige Phase im Leben durch? Haben Sie Stress? Schlafen Sie schlecht? Belastet Sie Ärger, oder haben Sie Sorgen?

Erfolgstagebuch

Was belastet Sie? Suchen Sie sich ein ruhiges Plätzchen und denken Sie darüber nach, was gerade in Ihrem Leben los ist. Schreiben Sie sich hier einmal alles von der Seele. Das ist schon mal der erste Schritt, der sehr befreiend sein kann. Können Sie selber an Ihrer Situation etwas ändern oder machen Ihnen die anderen zu schaffen? Bedenken Sie, Sie können die anderen Menschen nicht ändern, Sie können nur an sich selbst arbeiten.

Jetzt nehmen Sie sich die Zeit um wieder in diesem Ratgeber zu lesen. Wenn Sie ein bestimmtes Kapitel finden, das auf Ihre momentane Situation eingeht, lesen Sie dieses zuerst. Lesen Sie zum Beispiel das Kapitel, das sich mit Stressabbau beschäftigt, wenn Sie unter Druck geraten sind und Sie mehr Entspannung nötig haben. Wenn Sie allgemein der Schwung verlassen hat, lesen Sie die motivierenden Kapitel vom Anfang des Buches noch einmal.

Sie sollten im Laufe des Abnehmprogramms immer wieder in diesem Buch lesen, mit diesem Buch arbeiten und für Sie wichtige Stellen mit Textmarkern, Haftnotizzetteln oder Randnotizen markieren. Wenn Sie das Buch ganz durchgelesen haben, fangen Sie wieder an das Buch nochmals von vorne bis hinten durchzuarbeiten, so lange, bis Sie alles mitsprechen können. Sie wissen ja, die Informationen verankern sich so dauerhaft im Gehirn.

Und dann ist da ja noch Ihr Erfolgstagebuch, Ihre Chronik, Ihr Begleiter in schweren Zeiten. Blättern Sie darin, was Sie schon alles über sich gelernt haben, von wo Sie gestartet sind und was Sie geschafft haben. Unterschätzen Sie die Kraft des Tagebuchs nicht! Sie haben immer noch keines? War Ihnen zu lästig? Sie sind kein Tagebuchtyp? Sie möchten nicht zurückblicken? Tun Sie es trotzdem! Kaufen Sie sich sofort ein schönes Tagebuch und legen Sie los! Einfach machen. Aufhören können Sie ja immer noch, wenn es Ihnen nicht hilft. Aber ich weiß, dass sich die Mühe lohnt. Sie werden sich über vieles im Leben klarer werden, und wenn Sie das Verlangen nach Essen übermannt, dann nehmen Sie Ihr Tagebuch und schreiben Sie darüber einen kleinen Text statt zum Kühlschrank zu gehen. Es hilft!

5.5   Einen Notfall-Tag einlegen

Sie waren die Woche über stark und diszipliniert. Ein halbes Kilo weniger schon am Freitag und ein entspanntes Lächeln ist beim Wiegen über Ihr Gesicht gehuscht. Doch dann war da am Samstag diese Einladung. Gartenparty! Köstliche Salate, Dips, Leckeres vom Grill – und dann dieses unwiderstehliche Tiramisu. Dazu auch noch ein paar Schlückchen Schampus. Und dann das: am Sonntagmorgen auf der Waage 1 kg mehr! Das kann doch nicht sein! Fünf Tage die Woche abgespeckt und nur einen Tag geschlemmt – der Abnehmerfolg von 2 Wochen – zunichte gemacht.

Jetzt ruhig Blut und keine Zeit verlieren! Gewicht, das Sie so schnell zunehmen, werden Sie auch schnell wieder los. Sie legen sofort ein oder zwei „Notfalltage" ein mit denen Sie sofort gegensteuern. An Notfalltagen essen Sie nur wenig und sehr fettarm – keine Extras.

Beispiel: Der Notfalltag

Zum Frühstück Magerquark mit frischem Obst oder ein fettarm belegtes Vollkornbrot. Danach 4 h Essenspause. Mittags dann etwas Reis mit viel Gemüse und gegrillter Putenbrust ohne Haut oder mit gegrilltem Fisch. Keine Saucen oder Remoulade dazu! Wieder 4 h Essenspause. Abends dann eine oder zwei Scheiben Vollkornbrot ohne Butter oder Margarine nur mit Hüttenkäse, etwas Schinken ohne Fettrand und einer Scheibe Tomate und Gurke. So, das war's für diesen Tag. Dazu jede Menge Kalorienfreies trinken. Ich muss nicht erinnern, dass Alkohol eine Menge Kalorien enthält und an diesen Tagen tabu sein sollte.

Bauen Sie an den Notfalltagen auch Bewegung in Ihren Tagesplan ein. Ein flotter halbstündiger Spaziergang nach Feierabend sollte es schon sein. Bewegung kurbelt den Stoffwechsel an und mobilisiert das Fett sofort wieder aus den Depots. So, dieses Programm ein, zwei Tage, dann sind Sie wieder in der Abnehmspur und der Schlemmertag ist kalorienmäßig Geschichte. Und dann beginnt ein neuer Tag an dem Sie mit frischer Energie wieder mit Ihrem Ernährungsprogramm weitermachen können.

5.6   Ich habe immer Hunger!

Sie haben Lust auf eine richtige Kalorienbombe, fettig und kohlenhydratreich. Es geht nicht anders, es muss jetzt sein. Haben Sie wirklich Hunger? Ist es Heißhunger? Oder nur Appetit? Oder sind Sie unterzuckert? Zunächst einmal müssen Sie diese Dinge unterscheiden lernen. Viele Übergewichtige kennen ein richtiges Hungergefühl gar nicht mehr.

Hunger

Dabei ist es einfach: Hunger ist, wenn der Magen hörbar knurrt. Wann haben Sie das letzte Mal einen richtig leeren, knurrenden oder kneifenden Magen gespürt? Lange her? Sie wissen gar nicht mehr, wann das war? Einige Übergewichtige essen so viele Mahlzeiten am Tag, wozu auch Zwischenmahlzeiten und Knabbereien gehören, dass ein richtiges Hungergefühl nicht mehr aufkommt. Es wird sozusagen „vorsorglich" gegessen.

In diesem Fall müssen Sie wieder lernen, das echte Hungergefühl zu erleben. Über den „richtigen" Hunger steuert der Körper normalerweise die Nahrungsaufnahme. Ihr Ziel muss sein, nur zu essen, wenn Sie Hunger haben und dann auch nur so viel, bis Sie gerade satt sind. Hunger- und Sättigungsgefühl regulieren eine gesunde Nahrungsaufnahme.

Starten Sie mit unserem Programm der 3 Mahlzeiten täglich. Wenn zwischen den Mahlzeiten ausreichend Zeit liegt, wird sich nach etwa 4 h Hunger bei Ihnen einstellen. Achten Sie auf das Gefühl. Erleben Sie es. Spüren Sie, wie es sich im Magen anfühlt. Und dann freuen Sie sich auf die Mahlzeit, die Sie gleich genießen werden.

Magenknurren

Doch was ist, wenn der Magen wirklich den ganzen Tag knurrt? Was können Sie tun? Ihr Magen hat sich jahrelang darauf eingerichtet, dass er immer gefüllt ist. Sie müssen ihn jetzt eine Weile umerziehen und an weniger Nahrung gewöhnen. Wie sollen Sie das machen?

Essen Sie normale Portionen! Drei leichte Mahlzeiten täglich, 4–5 h Pause zwischen den Mahlzeiten. Aber essen Sie möglichst feste Nahrung, die auch satt macht und lange im Magen bleibt. Besonders geeignet sind hier Vollkornprodukte. Essen Sie keine Suppen. Suppen werden ähnlich wie Getränke wahrgenommen und füllen den Magen nicht lange.

Wenn der Magen schon nach 2 h ohne Nahrung Hunger meldet, dann nichts essen, Sie wollen den Magen ja dahin trainieren, dass er mit weniger Nahrung zufrieden ist. Trinken Sie Wasser oder ungesüßten Tee oder Kaffee und lenken Sie sich mit Beschäftigungen ab. Gehen Sie spazieren, machen Sie einen Geschäftebummel, treiben Sie leichten Sport. Sport dämpft im Übrigen das Hungergefühl. Gehen Sie Ihrem Hobby nach. Und das machen Sie so lange, bis der Magen sich an die „Leerzeiten" gewöhnt hat.

Bei manchen Menschen dauert es nicht lange, bis dieses ständige Hungergefühl nachlässt. Nach ein paar Tagen geht es schon viel besser und bald ist der Spuk zu Ende. Das Sättigungsgefühl nach einer Mahlzeit hält dann an, und Sie sind trotz kleinerer Nahrungsmengen schneller satt.

Heißhunger

Lernen Sie auch Hunger von Heißhunger zu unterscheiden. Der Gedanke an eine bestimmte Speise schießt Ihnen plötzlich in den Kopf und Sie sehen sich vor Ihrem inneren Auge schon in die knackige Bratwurst beißen, ja, Sie haben den Duft schon in der Nase, wenn Sie nur daran denken. Sie müssen die Wurst jetzt essen, es ist ein innerer Drang, den Sie nicht beherrschen können. Heißhunger! Was tun bei Heißhunger?

Jetzt ruhig Blut bewahren. Trinken Sie erstmal ein großes Glas Wasser und atmen Sie durch. Warten Sie ein paar Minuten und lenken Sie sich ab. Führen Sie ein Telefonat, machen Sie eine Entspannungsübung, oder lenken Sie Ihre Gedanken auf den letzten Urlaub.

Wenn Sie jetzt immer noch schweren Heißhunger haben, überlegen Sie in Ruhe, was Sie essen könnten. Idealerweise haben Sie etwas Fett-armes, Leckeres vorbereitet im Kühlschrank. Ein Magerquark mit Obst? Oder Sie essen eine Scheibe Vollkornbrot mit magerem Schinken? Oder vielleicht reicht schon ein Tee? Geht nicht? Es muss jetzt ein Stück Sahne-torte sein. Dann halten Sie sich an folgende Regel: Essen Sie diese Speise als eine der drei Hauptmahlzeiten. Nicht als vierte Extra-Mahlzeit. Ja, auch wenn es dann nur ein Stück Torte als Mittagessen gibt. Essen Sie aber von dieser Speise nie mehr als eine kleine Portion. Also nur eine kleine Portion Pommes Mayo; wenn Currywurst, dann nur mit einem Brötchen, nicht zusammen mit doppelter Pommes. Oder nur die kleine Kinderpizza oder nur ein einziges Stück Torte oder Kuchen.

Wenn der Heißhunger auf Süßes zwischendurch übermächtig wird, dann haben Sie immer ein paar Notfall-Süßigkeiten zu Hause, die nicht gleich Ihre ganze Ernährungsumstellung über den Haufen werfen: Lutschen Sie ein zuckerfreies Fruchtbonbon, oder essen Sie ein paar Gummibärchen. Beides absolut fettfrei und kalorienmäßig kein Super-Gau.

Um Heißhungerattacken in Zukunft zu verhindern, halten Sie Ihren Blutzuckerspiegel den Tag über möglichst konstant, indem Sie Ihre Mahl-zeiten mit Vollkornprodukten zubereiten. Wählen Sie zum Beispiel Vollkornbrot statt Weißmehlprodukte, essen Sie Vollkornnudeln oder Voll-kornreis. Die machen lange satt und geben Ihre Zuckerbausteine nur lang-sam nach und nach in das Blut, was den Blutzuckerspiegel stabilisiert.

Appetit

Doch kein Heißhunger? Nur Appetit? Viele Übergewichtige verwechseln auch Appetit mit Hunger. Appetit ist kein Hunger, auch kein Heißhunger. Appetit stellt sich häufig am Tag ein, wenn man oft oder ständig an Essen denkt. Es ist eine Art Lust auf Essen. Wenn Ihre Gedanken ständig ums Essen kreisen und Sie verführen zum Kühlschrank zu gehen, obwohl Sie vor einer halben Stunde eine Hauptmahlzeit gegessen haben, dann haben Sie übermäßigen Appetit.

Auch dagegen müssen wir etwas tun, das kann nicht so bleiben. Denn die Appetithäppchen boykottieren jede Gewichtsabnahme. Ja, oft nimmt man mit den kleinen Zwischendurch-Speisen insgesamt mehr Kalorien auf, als mit den drei Hauptmahlzeiten.

Appetit bekommen Sie einfacher in den Griff als Heißhunger. Trinken Sie erstmal ein Glas Wasser und machen sich dann in Ruhe eine Tasse Tee oder einen Pott Kaffee. Und dann raus aus der Küche. Widmen Sie sich nun einer Tätigkeit. Lesen Sie, putzen Sie, gehen Sie spazieren, malen

Sie, stricken Sie, handwerken Sie. Denken Sie sofort, wenn der Appetit kommt an eine andere Tätigkeit, die Sie möglichst körperlich und geistig in Beschlag nimmt.

Leiden Sie vielleicht unter einer Appetit-Kopplung? Immer wenn Sie fernsehen, „müssen" Sie Chips zum Knabbern haben? Immer wenn Sie nachmittags Kaffee trinken gehört ein Stück Kuchen dazu? Immer wenn Sie um 10 Uhr Pause machen, „brauchen" Sie einen Schokoriegel? Wie lautet Ihre „Immer wenn"-Konditionierung? Diese Essens-Konditionierungen müssen Sie wieder verlernen.

Finden Sie für sich eine neue Gewohnheit, die die alte ersetzt. Am besten wäre natürlich, Sie könnten z. B. ganz auf Knabbereien beim Fernsehen verzichten. Aber für den Anfang ist auch schon viel gewonnen, wenn es statt Chips nur noch frische Gemüsesticks gibt. Oder eine Karaffe mit frischem Zitronen- oder Limettenwasser steht auf dem Tisch. Zum Kaffeetrinken am Nachmittag sollten Sie es bei einem Kaffee belassen. Kein Kuchen, auch kein Keks. Kekse sind kleine Kalorienbomben! Ein einziger Keks hat schon mal 70 Kalorien (kcal). Um die Kalorienlast von zwei Keksen abzubauen, müssen Sie praktisch 20–30 min straff Spazierengehen. Also lassen Sie das. Ein Pfund weniger auf der Waage fühlt sich besser an, als der Kuchen schmeckt.

Unterzuckerung

Zu guter Letzt müssen Sie Hunger, Heißhunger und Appetit auch noch von Unterzuckerung unterscheiden. Insbesondere, wenn Sie immer viel Süßes oder Weißmehlprodukte zu sich nehmen, kann es sein, dass ihr Blutzuckerspiegel stark schwankt und es eine Weile nach einer zuckerhaltigen Mahlzeit zu einem Blutzuckerabfall kommt. Dann bemerken Sie vielleicht eine Schwäche oder ein Zittern des Körpers. Damit zeigt der Körper an, dass der Blutzuckerspiegel zu niedrig ist und er wieder Zucker zugeführt bekommen möchte.

Was ist jetzt zu tun? Wenn Sie richtig zittern und Ihnen schlecht ist, dann hilft es am schnellsten, wenn Sie etwas mit Zucker essen. Das kann dann auch ein Traubenzuckerwürfel oder ein Schokoriegel sein. Doch in Zukunft ist das keine Lösung, da man mit Schokoriegeln natürlich nicht abnimmt.

Sie müssen also etwas tun, um Ihren Blutzuckerspiegel zu stabilisieren. Sie ahnen schon, wie es geht, oder? Versuchen Sie, Ihre Zuckerzufuhr zu verringern. Essen Sie statt Weißmehlprodukten, wie z. B. Brötchen oder Kuchen, lieber Vollkornbrot. Die komplexen Kohlenhydrate aus dem Vollkornbrot werden im Körper erst nach und nach in Zuckermoleküle aufgespalten. Es gelangen so nicht plötzlich viele Zuckermoleküle ins Blut. Das hält den Blutzuckerspiegel stabil. Eine gesunde, zuckerarme und fettarme Ernährung mit Vollkornprodukten und mageren Eiweißprodukten schützt am besten vor starken Blutzuckerschwankungen. Wenn Sie oft unter Unterzuckerung leiden, sollten Sie das bei Ihrer Ernährung beachten und umsetzen.

> Starke Blutzuckerschwankungen und Unterzuckerungen könnten ein Hinweis auf eine Zuckerkrankheit sein. Lassen Sie das von Ihrem Arzt überprüfen.

5.7 Ich muss ständig an Essen denken

Manche stark Übergewichtige und Fettleibige denken oft am Tag an Essen, wenn die Gedanken nicht anderweitig abgelenkt sind und snacken dadurch neben den Hauptmahlzeiten zu häufig.

Der Tagesablauf ist dann häufig stark vom Essen dominiert. Da wird mit einem kräftigen Frühstück gestartet und sich für die Pausen auf der Arbeit reichlich zu essen eingepackt: Schokoriegel, Müsliriegel, belegte Stullen oder ein XXL-Becher Joghurt. Dazu noch Obstsäfte oder Softdrinks. Mittags geht's in die Kantine und nach Feierabend wartet die Hauptmahlzeit. Auch der wohlverdiente Fernsehabend bleibt oft keine Null-Kalorien-Veranstaltung.

Ja, ja, o.k., ich gebe zu, das habe ich jetzt übertrieben dargestellt. Aber Sie wissen schon, worauf ich hinauswill. Es ist leider so, dass viele Fettleibige den Tag über zu oft essen und damit natürlich sehr viele Kalorien aufnehmen. Wenn dann von heute auf morgen die Ernährung umgestellt wird und nur noch drei Mahlzeiten gegessen werden, meldet sich zu den sonst üblichen kleinen Pausen der Hunger und man denkt ständig an Essen. Besonders da man weiß, dass es ab jetzt in den Pausen keinen Snack mehr gibt, stellt sich ein ungutes Gefühl ein. Man sieht sich schon in der Pause Kohldampf schieben, spürt förmlich, wie der Magen knurrt und will sich gar nicht vorstellen, wie es ist, mit leerem Magen weiterzuarbeiten. Kurz, man denkt den ganzen Tag an Essen und hat schlechte Laune. Sehnsüchtig erwartet man dann die nächste Mahlzeit und kann sich kaum beherrschen, hier noch einen kräftigen Nachschlag zu nehmen, weil man ja jetzt wieder vier Stunden nichts essen darf.

Freuen Sie sich auf Ihre Mahlzeiten

Leider ist es so, dass Sie, wenn Sie mit Ihrem neuen Ernährungsprogramm beginnen, zunächst zwischen den Mahlzeiten Hunger haben. Das ist so, da müssen Sie durch. Es wird auch nicht ausbleiben, dass Sie anfangs ständig an Essen denken müssen. Doch schon nach wenigen Tagen, die Sie diszipliniert durchgehalten haben, wird sich etwas verändern. Sie werden meist schon nach drei Tagen merken, dass das Hungergefühl in den Essenspausen nachlässt. Auch Ihr Denken wird sich verändern. Statt immer zu denken, was Sie alles nicht essen dürfen, und dass Sie in den Pausen leiden wie ein Hund, werden sich bald die Gedanken darauf konzentrieren, welche gesunde, wohlschmeckende Mahlzeit Sie zu Hause erwartet. Es wird sich eine Vorfreude auf die nächste Mahlzeit einstellen, die Sie so bisher noch nicht erlebt haben. Schließen Sie dann die Augen und sehen Sie Ihre nächste Mahlzeit vor sich. Freuen Sie sich an den bunten Farben des frischen Gemüses, das Sie erwartet und sehen Sie vor sich, wie Sie diese Mahlzeit achtsam und mit Genuss essen werden.

Die Essenspausen überstehen

Doch wie überstehen Sie die Pausen, bis Sie sich an die neue Ernährung gewöhnt haben? Es ist dabei sehr förderlich und wichtig, dass Sie sich einen Plan für Ihre üblichen kleinen Pausen machen. Anstatt einen Müsli- oder Schokoriegel zu essen, trinken Sie erstmal ein großes Glas Wasser. Dann kochen Sie sich einen Tee oder Kaffee und genießen diesen ganz bewusst. Finden Sie dann für sich etwas Entspannendes, das Sie in der Pause tun können. Hören Sie Musik, handarbeiten Sie, gehen Sie raus ins Freie und atmen Sie einmal tief durch, oder schreiben Sie in Ihr Erfolgstagebuch, wie Sie die Pause ohne etwas zu essen erlebt haben. Vielleicht haben Sie sogar Zeit zwischendurch einen straffen Spaziergang zu machen, dann haben Sie schon etwas für Ihr Bewegungskonto getan.

Erfolgstagebuch

Schreiben Sie auf, wie es Ihnen mit dem neuen Ernährungskonzept geht. Wann hat sich der Hunger gemeldet? Wie haben Sie sich gefühlt? Was haben Sie gemacht? Denken Sie ständig an Essen? Hat sich nach ein paar Tagen etwas geändert?

Lassen Sie eine weitere Woche vergehen und beantworten Sie dann diese Fragen noch mal. Hat sich wieder eine Veränderung in Ihrem Denken oder Fühlen ergeben?

6

Was Sie sonst noch tun können

Inhaltsverzeichnis

Ihr Übergewicht bedrückt Sie schon lange, Sie möchten wieder mehr Spaß am Leben haben? Gehen Sie liebevoll mit Ihrem Körper um, Ihre Kilos sind ein Teil von Ihnen. Lassen Sie sie jetzt leichten Herzens gehen. In diesem Kapitel werden Sie angeregt, doch einmal Ihr Leben zu überdenken. Gibt es vielleicht etwas, was Sie bedrückt oder in Stress versetzt? Ich gebe Ihnen Tipps, wie Sie Ihr Leben wieder leicht und frei fließen lassen können. Begrüßen Sie positive Veränderungen wie einen frischen Wind, der Ihr Leben durchpustet. Lassen Sie Probleme, negative Glaubenssätze, alte Gewohnheiten, die Ihrem neuen, schlanken Leben entgegenstehen, los. Schaffen Sie sich neue Freiräume. Dazu heißt es auch im Außen einen „Frühjahrsputz" durchzuführen. Schaffen Sie sich in Ihrem Zuhause eine Oase der Entspannung. Dann werden sich auch die Extrakilos verabschieden.

6.1   Mehr Lebensqualität gewinnen

Sie sind dick und fühlen sich wohl dabei? Das glaube ich Ihnen nicht so ganz. Auch Sie erleben bestimmt eine Einschränkung Ihrer Lebensqualität, wenn Sie ganz ehrlich sind. Da können zum einen die Schäden, die das Übergewicht am Körper vielleicht schon verursacht hat, den Lebensradius einschränken: Sie können unter Umständen nur noch kurze Strecken laufen, weil die Knie- und Hüftgelenke schon nach kurzer Zeit schmerzen. Im schlimmsten Fall haben die Gelenke durch das lange bestehende Übergewicht schon Schaden genommen. Auch die Beweglichkeit des ganzen Körpers kann durch Fettpolster merklich eingeschränkt sein. Oder Sie sind nicht mehr ganz so mobil, wie Sie möchten, halten sich vielleicht am liebsten sitzend im Hause auf.

Nimmt Ihnen Ihr Übergewicht die Lebensfreude?
Starkes Übergewicht oder Fettleibigkeit können sozial isolieren. Man fühlt sich dann beispielsweise unwohl in seiner Haut und meidet die Öffentlichkeit, um nicht kritischen Blicken der Mitmenschen ausgesetzt zu sein. Man geht überhaupt seltener aus dem Haus, um Freunde zu besuchen; es ist zu anstrengend. Peinlich wird es, wenn Sitzgelegenheiten zu schmal sind und die öffentlichen Toiletten zu eng. Schlimmstenfalls zieht man sich immer mehr zurück, bleibt zu Hause und tröstet sich mit Essen. Ein Teufelskreis. Übergewicht kann die Lebensfreude ganz schön mindern. Geht es Ihnen so? Behindert Sie ihr Übergewicht ein aktives und ausgefülltes Leben zu führen, wie Sie es sich wünschen?

Der Wunsch nach mehr Leichtigkeit
Erfüllen Sie sich hier und jetzt endlich Ihren Wunsch nach mehr Leichtigkeit für Körper und Seele. Atmen Sie einmal tief durch und besinnen Sie sich auf Ihre innere Stärke. Nichts geht über das Gefühl, Ihre Gewichtsabnahme aus eigener Kraft zu schaffen. Werden Sie handlungsfähig, vertrauen Sie in Ihre eigene Kraft – sie haben genug davon, glauben Sie mir!

> So wie die ersten Kilos purzeln, wird auch Ihr Selbstbewusstsein steigen.

Sie können schon mit dem ersten Kilo, das sich verabschiedet, richtig stolz auf sich sein! Das strahlen Sie auch unbewusst nach außen aus. Nicht nur Sie selbst, auch die Menschen in Ihrer Umgebung werden von Ihrer neuen, aktiven, selbstbewussten Ausstrahlung beeindruckt sein. Das wird Sie auf

Ihrem ausdauernden Weg zum Wunschgewicht begleiten und Ihnen innere Erfüllung und Lebensqualität geben. Übernehmen Sie die Verantwortung für Ihr neues Leben! Nur Sie entscheiden, was gut für Sie ist.

> Fangen Sie endlich an, die Dinge zu tun, die Sie tun müssen! Sie schaffen das!

Viele Untersuchungen haben gezeigt, dass Ihnen Ihre Lebensqualität und auch Lebensjahre geschenkt werden, wenn Sie Gewicht verlieren. Sie werden nicht nur gesünder, sondern auch selbstbewusster, Ihre Mobilität kehrt zurück und Sie nehmen auch wieder aktiver am sozialen Leben teil. Depressionen und Angstzustände können sich bessern. Kurz, Sie genießen Ihr Leben. Wenn Sie Ihren Beruf aufgrund schwerer Fettleibigkeit einschränken mussten, können Sie bald wieder befreit durchstarten.

6.2 Wie Sie lernen, sich zu lieben

Sie sind übergewichtig, o.k., aber finden Sie sich selbst nicht mehr gut? Mögen Sie sich nicht mehr so, wie Sie sind? Fühlen Sie sich in Ihrem dicken Körper nicht mehr zu Hause? Geben Sie sich die Schuld daran, dass Sie so dick geworden sind? Haben Sie kein Vertrauen mehr in sich selbst? Haben Sie den Kontakt zu sich selbst verloren, sind deprimiert, trauen sich nicht mehr zu, etwas an diesem Zustand zu ändern? Finden Sie, dass das große Abnehmprojekt sowieso eine Nummer zu groß ist für Sie?

Selbstvertrauen ist wichtig!
So geht es nicht weiter! Wo sind denn Ihr Selbstwertgefühl und Selbstvertrauen geblieben? Einfach irgendwann verloren gegangen. Zeit, auch diese Baustelle in Angriff zu nehmen. Denn Sie brauchen Ihr Selbstvertrauen, Ihren Mut, Ihren Kampfgeist um das Abnehmprojekt in Angriff zu nehmen. Deshalb werden wir einmal den Blick auf alles, was nicht gut läuft, richten und uns dann auf die Suche nach Ihren Stärken machen.

> **Erfolgstagebuch**
>
> Schlagen Sie eine leere Seite in Ihrem Erfolgstagebuch auf, und tragen Sie ein, ob Sie etwas schlecht an sich beurteilen. Schreiben Sie auch auf, welche Fehler Sie glauben in Ihrem Leben gemacht zu haben und was Sie daraus gelernt haben. Und nun zu Ihren Stärken. Was können Sie gut, was mögen Sie an sich?

Jeder Mensch hat Schwächen, macht Fehler, hat aber auch starke Seiten. Alles davon gehört zur Persönlichkeit eines Menschen. Gäbe es keine Macken und Schwächen, wären wir austauschbar und keine Unikate. Sie sind einzigartig, so wie Sie sind. Sie sind etwas Besonderes, und Sie sind in Ordnung, genau so, wie Sie sind. O.k., jetzt sind Sie übergewichtig, aber jedes Kilo gehört erstmal zu Ihnen, jedes Kilo – das sind Sie! Sie haben geschlemmt oder einfach nicht mehr auf Ihr Essen geachtet, doch letztendlich wollte Ihr Körper doch immer nur das Beste für Sie. Er wollte das Überangebot von Nahrungsenergie für Sie speichern, damit er Sie in Notzeiten wieder mit den Kalorien versorgen kann. Deshalb sollten Sie Ihrem Körper danken und stolz auf ihn sein. Nehmen Sie ihn an, so wie er ist. Sie haben schließlich Ihre Lebenszeit und Ihr Geld darauf verwendet, ihn so zu formen, wie er jetzt ist.

Gehen Sie liebevoll mit Ihrem Körper um

Doch ab heute werden Sie Ihren Körper liebevoll bitten, die Fettspeicher wieder zu leeren, weil er zu große Notreserven angelegt hat. Gehen Sie respektvoll mit Ihrem Körper um, liebevoll, tun Sie ihm keine Gewalt an. Dann wird er das Fett auch ohne große Qual wieder hergeben. Arbeiten Sie immer mit Ihrem Körper, nie gegen ihn. Halten Sie den Kontakt zu Ihrem Körper – sagen Sie nicht: Ich will dich nicht.

Erfolgstagebuch

Nehmen Sie jetzt wieder Ihr Erfolgstagebuch und schreiben Sie die folgenden Sätze in Ihr Buch:

- Ich bin einzigartig – schön, dass ich auf der Welt bin.
- Ich bin zwar noch dick, aber ich mag mich.
- Ich habe Stärken, aber auch Schwächen – das bin ich und das ist gut so.
- Ich sorge gut für mich und lasse mich nicht von anderen klein machen oder beleidigen.
- Andere sind vielleicht dünner und attraktiver als ich, aber ich liebe mich so wie ich bin.
- Ich bin in Ordnung, so wie ich bin – aber ich will mich ab jetzt auch weiterentwickeln und abnehmen.

Lesen Sie diese Liste drei Wochen lang jeden Tag durch. Sie wissen ja, der Trick mit den neuen Nervenverbindungen im Gehirn! Hat sich nach drei Wochen etwas in Ihrer Selbstwahrnehmung getan?

Wenn Sie sich wertschätzen, können Sie auch durchstarten und sich mit Freude Ihrem Abnehmprojekt widmen. Lassen Sie die Kilos leichten Herzens ziehen. Sie waren ein Teil von Ihnen, doch jetzt ist es Zeit für sie zu gehen.

Seien Sie gut zu sich

Unterstützen Sie die anstrengende Zeit der Gewichtsabnahme, indem Sie gut mit sich umgehen. Machen Sie sich bewusst, dass Sie die wichtigste Person in Ihrem Leben sind. Achten Sie darauf, sich von nun an zuerst um Ihr eigenes Wohlergehen zu kümmern. Alle anderen kommen erst an zweiter Stelle. Machen Sie sich unabhängig von der Meinung der Anderen. Ecken Sie ruhig auch einmal an!

Lernen Sie, sich selbst zu lieben. Stellen Sie sich jeden Morgen vor den Spiegel, lachen Sie sich an und sagen Sie laut: Ich finde mich toll, ich bin ein wertvoller, liebenswerter Mensch, ich liebe mich! (Ja, keine Scheu, tun Sie es einfach, es hilft!). Denken Sie daran, dass wer sich selbst liebt auch von anderen liebevoll behandelt wird. Nehmen Sie sich ab sofort mehr Zeit für sich selbst, jeden Tag.

Schaffen Sie sich eine Oase der Ruhe und Schönheit in Ihrem Zuhause und ziehen Sie sich täglich für eine Weile dorthin zurück. Suchen Sie dort die Stille, schließen Sie die Augen, atmen Sie ein paar Mal tief ein und aus und lauschen Sie auf Ihre innere Stimme. Nähren Sie Ihren Geist mit entspannender, Freude spendender Lektüre. Gibt es etwas, von dem Sie träumen, was Sie sich wünschen, das Sie noch machen wollen in diesem Leben? Finden Sie ein Herzensprojekt für sich selbst. Denken Sie einmal nur an sich! Doch schauen Sie sich auch an, was Sie belastet und überlegen Sie in Ruhe, was Sie ändern können. Schreiben Sie regelmäßig in Ihr Erfolgstagebuch, was Sie bewegt und an was Sie sich erinnern möchten.

Hauptsache es läuft

Jetzt haben Sie sich gestärkt, aufgerichtet, stehen entschlossen vor mir. Nun heißt es: Hinaus in die Welt und Ihr Gewichtsproblem anpacken. Einen Satz wie: „Das schaffe ich nicht" will ich von nun an nicht mehr von Ihnen hören. Zur Tat schreiten, dranbleiben, festbeißen wie ein Terrier, nicht lockerlassen, aus Fehlern lernen, nicht aufgeben – sie wollen das schaffen – Sie schaffen das. Und wenn es holprig läuft, auch egal, Hauptsache es läuft.

6.3   Ändern Sie was – dann ändert sich was!

Soll alles so weitergehen wie bisher, oder soll sich doch endlich etwas ändern? Denken Sie einmal in Ruhe darüber nach. Machen Sie einen Spaziergang in die Natur – nur Sie allein. Setzen Sie sich auf eine Bank. Schließen Sie die Augen, atmen Sie ein paar Mal tief durch. Und jetzt denken Sie einmal darüber nach, was Sie noch vom Leben wollen. Sind Sie mit Ihren Lebensentscheidungen zufrieden? Glücklich? Oder wollen Sie etwas ändern? Waren Sie immer nur für andere da und wollen Sie jetzt auch mal an sich denken? Erschöpfen Sie sich in einem anstrengenden Beruf? Sehnen Sie sich nach mehr Ruhe? Oder wollen Sie mehr erleben, weil Ihnen Ihr Leben langweilig vorkommt? Was ist Ihnen wichtig im Leben?

> **Erfolgstagebuch**
>
> Schreiben Sie in Ihr Tagebuch, was Ihnen wichtig ist im Leben. Sind Sie unzufrieden mit Ihrem Leben? Wie sieht Ihr ideales Leben aus? Was wollen Sie neu beginnen und was soll enden?

Lassen Sie etwas Neues in Ihr Leben

Wenn Sie nicht mehr richtig glücklich und zufrieden mit Ihrem Leben sind, dann sollten Sie etwas daran ändern. Geben Sie etwas Neuem in Ihrem Leben Raum. Fangen Sie klein an! Hier ein paar Vorschläge:

* Kaufen Sie sich einmal eine Zeitschrift, die Sie normalerweise nicht kaufen würden. Wie wäre es mit einer Zeitschrift über Glück und Harmonie von Körper und Seele? Lesen Sie doch einmal etwas Inspirierendes, statt immer nur, was in der Welt wieder nur für schreckliche Dinge passieren. Vielleicht ist auch eine Zeitschrift speziell für Übergewichtige etwas für Sie? Hier finden Sie nicht nur leckere, fettarme Rezepte, sondern auch Wohlfühltipps.
* Machen Sie öfter mal einen Spaziergang ins Ungewisse. Probieren Sie neue Wege aus und planen Sie schöne Ausflüge am Wochenende.
* Stehen Sie morgens eine halbe Stunde früher auf und holen Sie sich eine Tasse Kaffee ans Bett. Denken Sie in dieser Zeit über Ihr Leben nach. Wenn Sie möchten, können Sie auch eine kurze Meditation einlegen.
* Sie waren noch nie oder schon lange nicht mehr im Theater oder der Oper? Ziehen Sie sich schick an und gehen Sie einmal dort hin.

* Waren Sie schon mal in einem Volkshochschulkurs? Besorgen Sie sich ein Programm, suchen Sie sich einen tollen Kurs aus und gehen Sie hin! Es gibt bestimmt etwas was Ihnen Freude macht. Malen, Nähen, Sprachen, Computerkurs? Es gibt auch Sport für Übergewichtige. Die Kurse machen Spaß, und Sie lernen dort nette Leute kennen!

Das sind nur einige Vorschläge. Ihnen fällt bestimmt noch viel mehr ein, was Sie in Ihrem Leben anders machen können. Verändern Sie irgendetwas, vielleicht nur etwas Kleines, weitere Veränderungen werden folgen. Vielleicht gewinnen Sie mit einem Kochkurs Spaß am Kochen und an gesunder fettarmer Ernährung, vielleicht motiviert Sie ein Gymnastikkurs oder Tanzkurs zur Gewichtsabnahme.

Nehmen Sie sich Zeit für sich
Sie haben keine Zeit für diese ganzen Dinge? Wie viele Stunden schauen Sie am Tag Fernsehen oder surfen im Internet? Eben! Wie viel Zeit verbringen Sie in der Woche beim Shoppen? Eben! Schalten Sie mal Fernsehen, Internet und Smartphone für eine Weile aus und sparen Sie sich das Shoppen, Sie haben doch bestimmt sowieso genug von Allem. Lassen Sie wieder Zeit und Stille in Ihr Leben, eine Änderung, die Ihr Leben wieder in Bewegung bringen wird.

6.4 Stress macht dick – doch was tun?

„Ich bin beruflich stark gefordert, Überstunden und Schichtdienst belasten mich, doch wenn ich nach Hause komme, wartet dort auch noch ein Haufen Arbeit auf mich. Ich habe kaum noch Zeit für meine Kinder und da sind ja auch noch die Eltern, die auch nicht mehr alleine klarkommen. Geregelte Mahlzeiten, das gibt es nur noch selten bei uns. Jeder isst irgendetwas aus dem Kühlschrank, wenn er nach Hause kommt. Und ich? Wo bleibe ich in all dem Stress? Wenn ich dann 5 min für mich habe, esse ich erstmal was Süßes, das entspannt mich, und es kann weiter gehen." So oder ähnlich lauten oft die Klagen von Menschen, die beruflich oder im Haushalt stark gefordert sind.

Essen als Stressabbau
Essen als Stressabbau, als Belohnung für die Anstrengungen des Tages. Es ist tatsächlich so, dass Süßes den Stress eine Weile vergessen lässt. Schokolade oder ein Stück Kuchen erhöht die Ausschüttung von Wohlfühlhormonen im

Gehirn und entspannt. Zieht sich der Stress durch den ganzen Tag, werden aber oft viele kleine Snackpausen eingelegt und damit insgesamt eine sehr hohe Kalorienmenge aufgenommen. Am Abend dann, meint man, man hätte kaum etwas gegessen, weil man ja gar keine Zeit dafür hatte und das Mittagessen ja auch ausgefallen sei. Wenn abends dann in Ruhe die Hauptmahlzeit gegessen wird und danach vor dem Fernseher noch bei Chips und Knabberzeug zugegriffen wird, ist das Kalorienbudget für diesen Tag oft gesprengt.

„Stressabbau! Wie soll das gehen? Dafür habe ich nicht auch noch Zeit!" Sie müssen ja nicht sofort Ihr ganzes Leben umkrempeln, ein kompliziertes Zeitmanagementsystem in Ihren Alltag einbauen oder ein Meditationsretreat buchen, da kann ich Sie beruhigen. Zunächst einmal sollten Sie überlegen, was Sie alles so stresst. Denn was für den einen Stress ist, macht dem anderen Spaß.

> ### Erfolgstagebuch
>
> Was mich stresst! Machen Sie eine Liste aller Dinge, die Ihnen Stress verursachen. Markieren Sie die großen Stressoren mit drei Ausrufezeichen und die Dinge, die Sie nur ein wenig stressen mit nur einem oder zwei Ausrufezeichen.

Stressoren erkennen und vermeiden

Sie haben Ihre Stressoren in Ihrem Erfolgstagebuch identifiziert. Jetzt überlegen Sie, ob man einige Dinge ändern kann. Sie haben zum Beispiel eine ehrenamtliche Tätigkeit übernommen, die Sie zeitlich kaum schaffen. Können Sie hier etwas ändern oder das Ehrenamt eine Weile ruhen lassen? Sie müssen die Kinder immer zu allen Terminen chauffieren? Können Sie sich da vielleicht mit anderen Eltern abwechseln? Ihr Kind muss um 9 Uhr in die Kita und um 12 Uhr schon wieder abgeholt werden? Vielleicht fühlt sich Ihr Kind ja wohl dort und hat in der Kita viel Spaß. Dann könnten Sie Ihr Kind doch etwas länger dort lassen, dann hätten Sie etwas mehr Zeit für sich. Es gibt auch Dinge, die eine enorme Belastung darstellen können. Wenn Sie hier etwas ändern können, können Sie Ihren Stresspegel enorm senken. Überlegen Sie in Ruhe. Wenn Sie zum Beispiel Ihren dementen Vater zu Hause pflegen, kann Sie das unter enormen Stress setzen, weil Sie sehr viel Verantwortung tragen. Hier könnten Sie sich vielleicht mehr Hilfe holen.

Sehr belastend ist auch Stress rund um die Arbeit. Lange Anfahrtszeiten, große psychische Belastungen vor allem in pflegenden oder helfenden Berufen, viel Verantwortung im Beruf, viele Überstunden, ständige Erreichbarkeit. Es ist immer leicht gesagt, dass Sie hier unbedingt etwas ändern müssen. Erfolgsgeschichten von Menschen, die alles hingeschmissen haben und ihr Hobby zum Beruf gemacht haben, finden Sie in allen Ratgeber-Büchern. Doch nicht jeder kann und will seinen Beruf aufgeben oder sein Leben radikal ändern, und ich will Sie dazu hier auch nicht ermuntern. Natürlich müssen Sie weiter Geld verdienen, Sie haben ja vielleicht Familie, ein Haus, das abbezahlt werden muss, ein Auto auf Kredit und die Kinder in der Ausbildung. Das wollen Sie ja alles nicht aufgeben, klar.

Doch manchmal steckt man so im Hamsterrad, dass man sich nicht einmal die Zeit nimmt, einen Schritt von dem Stress zurückzutreten und seine Lebenswelt von außen anzusehen, sozusagen als sein eigener Freund. Betrachten Sie Ihr Leben und Ihren Beruf doch einmal von dieser Warte aus und überlegen Sie, wo Sie für sich Erleichterung schaffen können. Vielleicht gibt es die Möglichkeit eines Home-Office-Tages? Sie können vielleicht die Zahl Ihrer Nachtschichten etwas reduzieren? Arbeit an andere Mitarbeiter delegieren? Oder sich eine Putzhilfe für die Wohnung leisten? Ich kenne Ihre Arbeit und Ihr stressiges Leben nicht. Oder liegt es gar nicht an der Arbeit? Liegt es an dem Stress, der sich in Ihr Privatleben eingeschlichen hat?

Der erste Schritt zur Stressreduktion

Denken Sie über Ihr Leben nach! Ganz in Ruhe. Ideen sammeln, wo Sie offensichtlichen Stress reduzieren können. Sie haben vor lauter Stress nicht die Zeit zum Nachdenken? Nehmen Sie sich die Zeit! Schalten Sie den Fernseher mal auf Pause, oder lassen Sie die neuen Medien mal außen vor. Alle 10 min ein Bing auf Ihrem Smartphone, eine halbe Stunde täglich den Facebook-Account pflegen? Stundenlang Preisvergleiche im Internet? Vielleicht sollten Sie hier lieber den vollen Preis im Baumarkt um die Ecke bezahlen und dafür eine ganze Stunde Lebenszeit gewinnen. Überlegen Sie auch, wie oft Sie schon eine Viertelstunde mit laufendem Motor vor einer Tankstelle gewartet haben, weil hier das Benzin einen Cent billiger war. Sollte Ihnen nicht die Viertelstunde Zeit für sich die 30 Cent Ersparnis wert sein? Rechnen Sie einmal aus, was Sie in einer Viertelstunde auf der Arbeit verdienen? Verschwenden Sie Ihre wertvolle Zeit nicht so leichtfertig.

Erst wenn Sie Ihre Lebensumstände genau unter die Lupe genommen haben und den ein oder anderen Zeitfresser entdeckt und eliminiert haben, können wir darüber nachdenken, wie wir die gewonnene ICH-Zeit zur Entspannung nutzen können.

Die Anti-Stress-Liste. Ist da was für Sie dabei?

* Ihr Übergewicht verursacht Ihnen Stress? Warten Sie nicht länger und fangen Sie mit dem Abnehmprogramm an.
* Achten Sie darauf, dass Ihre Finanzen in Ordnung sind und Sie schuldenfrei bleiben oder werden.
* Räumen Sie Ihre Wohnung auf.
* Kaufen Sie sich einen kleinen Kalender, in den Sie Ihre Termine eintragen. Machen Sie die Tageslisten nicht zu lang. Halten Sie mindestens einen halben Tag in der Woche für sich frei.
* Lassen Sie etwas Neues in Ihr Leben. Wir hatten ja schon darüber gesprochen.
* Erlernen Sie ein Entspannungsverfahren. Meditieren Sie einmal. Es kostet nicht viel Zeit, entspannt total und kostet fast nichts. Sie brauchen für den Anfang nur eine CD, die Sie in der Meditation anleitet. Sie schließen nur die Augen und lassen sich in eine Entspannungswelt entführen. Auch andere Entspannungsverfahren helfen. Yoga, Autogenes Training, Tai Chi. Vielleicht haben Sie Lust, einen Kurs zu buchen.
* Haben Sie ein Hobby? Prima! Wenn nicht, gibt es etwas, was Ihnen Spaß macht? Lesen, Stricken, Malen, Musizieren, Wandern, Schreiben, Basteln, Werken, Tanzen…? Haben Sie sich schon einmal die neuen Ausmalbücher für Erwachsene angesehen, die sich inzwischen allgemeiner Beliebtheit erfreuen? Das konzentrierte Ausmalen der Motive kann Sie in einen tiefen Entspannungszustand versetzen, der dem einer Meditation nahekommt. Lachen Sie nicht, probieren Sie es aus!
* Spielen Sie mal wieder! Lange kein Mensch-ärgere-dich-nicht gespielt? Spielen in Gesellschaft macht Spaß und entspannt. Einige Computerspiele regen oft stark an und sind nicht so geeignet zur Entspannung.
* Schlafen Sie gut! Nichts entspannt mehr als gesunder Schlaf. Wenn Sie nachts schlecht schlafen, Gedanken wälzen, ständig aufwachen, wachliegen, dann sollten Sie erstmal abends nur noch Entspannendes tun, keinen Kaffee, anregenden Tee, koffeinhaltige Softdrinks, oder Alkohol trinken, nicht zu spät essen, das Schlafzimmer nicht überhitzen oder im Schlafzimmer fernsehen. Wenn Sie wachliegen, können Sie eine kleine Meditation machen. Achten Sie auch darauf, dass Ihr Schlafzimmer dunkel ist, das ist für einen gesunden, tiefen Schlaf wichtig.
* Verwöhnen Sie Ihren Körper. Gönnen Sie ihm eine Aromadusche, einen Wellnesstag oder ein tolles Körperpflegeprodukt.
* Bewegen Sie sich in der Natur. Genießen Sie einen Ausflug in den Wald oder an einen See und machen Sie dort einen flotten Spaziergang, eine Nordic-Walking-Runde, fahren Sie Rad oder gehen im See schwimmen.

* Kaufen Sie sich einen Entspannungsratgeber und lesen regelmäßig darin. Auch das entspannt. Gedankenjogging, sozusagen.
* Verbringen Sie nicht so viel Zeit am Computer oder vor dem Fernseher. Nehmen Sie Filme auf, die Sie gerne sehen möchten, aber schauen Sie nicht nach Feierabend stundenlang, was das Programm so hergibt. Viele Menschen, die von sich sagen, sie seien im Stress und hätten keine Zeit, verbringen oft jeden Tag nach Feierabend noch mehrere Stunden vor dem Fernseher, vorm Computer oder an der Spielekonsole. Begrenzen Sie auch hier Ihre Zeit und machen Sie etwas anderes aus der Anti-Stress Liste.

6.5   Ballast abwerfen – Abspecken durch Aufräumen

Die Menschen wollen immer mehr. Mehr Geld, mehr Konsum, mehr auf dem Teller. Verzicht hat den Beigeschmack des Ärmlichen, von „ich kann mir das nicht leisten". Fast täglich wird in unseren Haushalten zugekauft. Shopping ist zu einer unserer liebsten Freizeitbeschäftigungen geworden. Sie haben schon Geschirr für die Bewirtung einer Fußballmannschaft? Aber noch nicht die tollen, riesigen italienischen Pasta-Teller? Die hat nur Ihr Italiener um die Ecke. Da passt glatt eine doppelte Portion Nudeln hinein und trotzdem bleibt der Teller angenehm leer. Das Auge isst schließlich mit. Also her damit! Doch wohin damit? Stapelt sich in Ihren Schränken schon das Geschirr? Regiert auf den Ablagen der Nippes? Bersten die Regale vor Büchern oder lauern auf dem Schreibtisch die unerledigten Schriftstücke? Platzt Ihr Kleiderschrank vielleicht schon aus allen Nähten? Das geht nicht nur Ihnen so, die meisten Bundesbürger hätten gerne mehr Platz in Ihren Wohnungen. Damit fröhlich weitergeshoppt werden kann?

Ist Ihre Wohnung inzwischen so voll von Dingen und Möbeln, dass Sie mit dem Ordnung halten kaum noch nachkommen? Sie würden ja gerne aufräumen, aber es ist kein Platz mehr, um die Dinge zu verstauen, die überall in der Wohnung rumliegen. Neue Bücher liegen quer auf den alten, die Fensterbänke sind so vollgestellt, dass Sie gar nicht mehr richtig lüften können. Essen am Tisch ist ein Problem, da der Tisch von alten Zeitungen, der Post, einem alten Trockenstrauß und heimatlosem Krimskrams in Beschlag genommen ist. Wenn Sie das erst alles frei räumen müssen, ist das Essen kalt. Vielleicht ist es doch gemütlicher, gleich im Wohnzimmer vor dem Fernseher zu essen? O.k., ich gebe zu, das ist vielleicht etwas übertrieben dargestellt, aber es soll Ihnen verdeutlichen, dass unter Umständen auch hier eine Veränderung angezeigt ist.

Bei Ihnen sieht es nicht so aus? Ihre Wohnung ist sauber, aufgeräumt, nicht überladen. In Ihrer Wohnung können Sie frei durchatmen. Ihr Zuhause ist ein Ort der Entspannung, Ruhe und Harmonie. Ihre Küche ist funktionell und aufgeräumt und wartet darauf, dass Sie hier gesunde Mahlzeiten zubereiten. Ihr Esstisch ist leer, höchstens ein Strauß frischer Schnittblumen steht dort und wartet darauf, dass Sie hier stilvoll speisen. Wenn das alles so ist, dann können Sie dieses Kapitel überspringen.

Muss auch Ihre Wohnung abspecken?
Sollte Ihre Wohnung eine Diät benötigen, dann ist es jetzt Zeit, zur Tat zu schreiten. Sie brauchen wieder Platz zum Atmen, Platz, damit die Energie in Ihrem Leben wieder frei fließen kann. Eine Wohnung, die Sie dabei unterstützt, das Leben zu leben, das Sie sich erträumen. Verwirklichen Sie Ihre Träume, indem Sie sich ein schönes, von Krempel befreites und entspanntes Wohnumfeld schaffen. Die Ordnung und Entspannung in Ihrem Geist werden folgen. Auch andere Lebensbereiche werden sich dann ordnen und zum Positiven verändern.

Übung – Visualisierung Ihrer aufgeräumten Wohnung

Sie haben Ordnung im Außen geschaffen, Sie haben die Initiative ergriffen, Sie haben Ihre Wohnung abgespeckt, sie zu einer Oase der Ruhe, Klarheit und Ordnung gemacht, damit sich hier, an Ihrem Rückzugsort ein neues Lebensgefühl für Sie einstellt. Sie werden sich nicht mehr vorstellen können, in dieser schönen Wohnung die mitgebrachte Currywurst Pommes in der Pappschachtel vor dem Fernseher zu essen. In Ihrer aufgeräumten Küche mit den freien, glänzenden Ablageflächen wird es Ihnen Spaß machen, sich ein leichtes, frisches, gesundes Essen zuzubereiten, aus Zutaten, die Ihnen schmecken. Ein neues, schlankes Lebensgefühl wird sich in Ihnen ausbreiten, und nach der Wohnungsdiät werden auch Ihre Pfunde purzeln. Ein gutes Gefühl? Veränderungen in einem Bereich Ihres Lebens werden Veränderungen in anderen Bereichen Ihres Lebens nach sich ziehen. Packen Sie es an!

Es geht nicht allein ums Schlankwerden! Es geht auch darum, wie Sie in Zukunft leben wollen.

6.6 Schaffen Sie sich eine Oase der Entspannung

Sie haben Ihre Wohnung aufgeräumt und von unnötigem Ballast befreit? Schaffen Sie sich jetzt eine Oase der Ruhe, einen Raum, eine Ecke in der Sie nur für sich sein können, in der Sie zur Ruhe kommen und entspannen können, den Stress hinter sich lassen können. Sie wissen ja, Stress macht dick. Geht nicht? Kein Platz? Ich kenne Ihre Wohnung nicht, aber wenn Sie die Klar-Schiff-Aktion durchgezogen haben, werden Sie Ihre Wohnung mit anderen Augen sehen. Entdecken Sie neue Freiräume für sich. Ein Kinderzimmer, aber die Kinder sind schon aus dem Haus? Da ist die leere Ecke im Wohnzimmer, die durch ein Regal abgeteilt werden kann. Prima. Hier können Sie sich Ihr Reich schaffen. Richten Sie Ihre Wohlfühloase ganz nach Ihren Vorlieben ein. Aber halt! Schaffen Sie sich wirklich einen Freiraum, eine Oase der Ruhe und Harmonie. Da müssen schon mal die Jugendzimmermöbel oder hier geparkte Dinge, die woanders keinen Platz finden, weichen. Verschaffen Sie sich Platz vielleicht für eine Yoga-Matte oder einen Heimtrainer, eine kleine Musikanlage, einen gemütlichen Sessel mit einem kleinen Beistelltisch zum Lesen. Oder Sie nutzen diesen Platz für ein neues Hobby? Das ist Ihr Reich, hier sollen Körper und Geist zur Ruhe kommen. Sie sollen hier entspannen, den Alltag mit seinen Sorgen vor der Tür lassen.

6.7 Üben Sie das Loslassen

Was hat das Thema Loslassen mit meiner Gewichtsabnahme zu tun, werden Sie fragen. Loslassen ist mehr als nur Entrümpeln, sich von etwas trennen. Loslassen ist so viel mehr. Loslassen berührt die Seele. Loslassen ist weitergehen und zurücklassen, Abschied nehmen und trauern, leben und Veränderung. Veränderung hat ganz viel mit Ihnen zu tun. Menschen verändern sich nur ungern. Sie wollen Stabilität und Kontrolle, das gibt ihnen Sicherheit. Sie wollen festhalten, Vertrautes bewahren, obwohl sie das Vertraute belasten kann, ja sogar krank machen kann. Das schafft Ihnen vermeintlich Sicherheit, das ist nicht so schmerzhaft wie Loslassen. Loslassen scheint erstmal Verlust zu sein, unter Umständen auch Abschiednehmen von Liebgewonnenem, es kann Angst machen. Deshalb bewahren Menschen Dinge auf, halten an Gewohnheiten fest.

Das ist ja nicht immer schlecht. An lieben Traditionen wird festgehalten, Erinnerungen werden bewahrt, schöne Dinge überdauern die Zeit. Aber es wird auch gehortet, ganze Wohnungen werden mit Dingen zugestellt, weil nichts mehr weggeworfen wird. Gewohnheiten zementieren den Tagesablauf und das Leben. Es schnürt einem förmlich die Luft ab.

Lassen Sie die Kilos los!

Es wird gegessen, was immer gegessen wird und die Kilos werden nicht mehr losgelassen; der Körper sammelt sie, klammert sich an das Fett, lässt es nicht mehr los. So wie Sie an den Essgewohnheiten festhalten, so hält der Körper an seinem Fett fest. Stillstand tritt ein. Nichts bewegt sich mehr. Alles bleibt so wie es ist. Wie soll sich etwas ändern, wenn Sie immer das Gleiche tun? Nichts wird sich ändern. Immer das gleiche Essen, immer der gleiche Haarschnitt, die gleichen weiten Kleider, die gleichen Möbel, alles bekannt, alles wie immer. Sie halten fest – es hält Sie fest.

Ist das bei Ihnen so? Sie werden nicht abnehmen, wenn Sie alles so lassen wie bisher. Aber haben Sie einmal darüber nachgedacht, dass auch dann nicht alles beim Alten bleiben wird, wenn Sie nichts tun? Das Leben wird sich Gehör verschaffen. Ihr Körper wird sich bei Ihnen melden. Zuerst vielleicht nur leise. Ein Hautausschlag in den Körperfalten oder Rückenschmerzen. Dann tun plötzlich die Knie beim Gehen weh. Es geht im wahrsten Sinne so nicht mehr weiter. Doch nicht nur der Körper leidet. Auch Ihre Seele gibt Signale. Sie sind vielleicht nicht mehr so fröhlich wie sonst, grübeln, sind ängstlicher geworden, gehen nicht mehr gerne aus dem Haus.

Nehmen Sie diese Signale ernst! Lassen Sie es nicht laufen, bewegen Sie etwas in Ihrem Leben. Raus aus dem Stillstand. Verändern Sie etwas. Wir hatten ja schon darüber gesprochen, was Sie mal ausprobieren könnten. Und fangen Sie an loszulassen.

Erfolgstagebuch

Nehmen Sie Ihr Erfolgstagebuch und erstellen Sie eine Liste von Dingen, Gewohnheiten, Aktivitäten, aber auch Personen, die Sie belasten, mit denen Sie sich unwohl fühlen. Denken Sie darüber nach, was Sie in Ihrem Leben gerne los wären. Schreiben Sie es auf! Sie wissen ja, das Tagebuch ist nur für Sie bestimmt. Es wird kein anderer lesen. Schreiben Sie auch auf, warum Sie sich von den Dingen und Gewohnheiten, die Sie gerne los wären, nicht trennen können. Und machen Sie Vorschläge, wie Sie das Belastende loslassen können.

Wie mache ich das jetzt, das Loslassen? Ich will doch meine Kilos los-lassen. Es klingt so leicht: lassen Sie Ihre Kilos los... nichts lieber als das. Ich schließe meine Augen murmele wie ein Mantra: Ich lasse meine Kilos los... und am nächsten Tag steige ich fröhlich von der Waage. Natürlich geht es so nicht. Wie die Gewichtsabnahme, müssen Sie sich das Loslassen auch erarbeiten. Fangen Sie einfach an. Sie haben in Ihrem Erfolgstagebuch schon darüber nachgedacht, wo es überall ein Zuviel in Ihrem Leben gibt, was Sie gerne los wären.

Jedes Loslassen beginnt mit einer Entscheidung
Soll das so bleiben wie es ist, oder nicht? Also entscheiden Sie sich. Beginnen Sie mit Entscheidungen, die Ihnen leichtfallen und üben Sie sich im Los-lassen. Entrümpeln Sie in einem ersten Schritt erstmal eine überfüllte Schublade, von der Sie gar nicht mehr wissen, was dort alles drin liegt – auch das ist Loslassen. Sie sammeln alte Briefe und haben davon schon drei Schubladen voll? Sichten Sie Ihre Schätze und entscheiden Sie sich: behalten oder... loslassen? Sie gehen shoppen und sehen etwas Tolles zum Anziehen oder ein neues technisches Spielzeug, entscheiden Sie sich: kaufen oder... loslassen? Sie sind zum Kaffee eingeladen und bekommen ein Stück Buttercremetorte angeboten? Entscheiden Sie sich: essen oder die Torte... loslassen? Üben Sie sich in kleinen Bereichen und gehen Sie zu größeren Dingen über, die Sie belasten.

Das entscheidende Wort, das beim Loslassen hilft, ist das Wort NEIN. Üben Sie das NEIN. Erst still für sich. Lehnen Sie sich zurück, lassen Sie eine Situation vor Ihrem inneren Auge entstehen, bei der Sie gerne NEIN gesagt hätten, sich aber aus Gewohnheit zum JA überreden lassen haben. Jetzt sagen Sie in der Situation NEIN. Wie fühlt es sich an? Üben Sie dann das NEIN einmal vor dem Spiegel, bevor Sie aus dem Haus gehen. Und dann üben Sie live. Zuerst einmal in kleinen Situationen. Beim Bäcker, wo es zwei Brötchen zum Preis von einem gibt. Wenn Sie nur eins brauchen, sagen Sie NEIN. Beim Fleischer, der beim Wurstaufschnitt fragt: Darf es auch etwas mehr sein? Sagen Sie NEIN. Darf es ein Stück Streuselkuchen zum Kaffee sein? NEIN. Sie sollen natürlich jetzt nicht zum Neinsager mutieren, aber überlegen Sie gut, bevor Sie JA sagen. Machen Sie es nicht immer anderen recht, machen Sie es sich selbst recht. Sagen Sie JA nur, wenn es sich für Sie gut anfühlt. Bald werden Sie sich beim NEIN nicht mehr schlecht fühlen, sondern befreit und leicht.

Dem äußeren Loslassen folgt eine innere Befreiung

Das äußere Loslassen von Überflüssigem, Ärgerlichem, Festgefahrenen zieht gleichzeitig ein inneres Loslassen und eine Befreiung nach sich. Sie werden sich erleichtert fühlen, neue Energie bekommen und zufriedener werden. Freude wird in Ihr Leben einkehren, und Sie werden neuen Elan spüren, etwas zu verändern. Gewicht abbauen wird nicht mehr ein Ziel in der nebeligen Ferne bleiben, sondern auch hier wird das Entrümpeln der alten Ernährungsgewohnheiten frischen Wind in Ihr Leben bringen. Und mit dem Loslassen der Kilos wird auch körperliche Leichtigkeit wieder in Ihr Leben Einzug halten. Das werden Sie schon nach ein paar Kilo Gewichtsabnahme spüren, und es wird Ihnen Kraft geben, auf diesem Weg weiterzumachen, bis Ihr Gewichtsziel erreicht ist. Also nur Mut. Fangen Sie an loszulassen. Gleich jetzt. Denken Sie darüber nach, was Sie belastet, es werden bestimmt nicht allein Ihre Kilos sein. Schreiben Sie es auf ein Blatt Papier und falten Sie ein Schiffchen daraus, wie Sie es noch aus Ihrer Kinderzeit kennen. Setzen Sie es nun im Wasser aus und lassen Sie es davontreiben. Entfernen Sie sich jetzt auch gedanklich von dem belastenden Problem und unternehmen Sie – so gestärkt – Schritte, das Problem aus der Welt zu schaffen.

7

Psychologische Blockaden

Inhaltsverzeichnis

Essen kann entspannen, ein gutes Gefühl vermitteln und… macht aber leider im Übermaß dick. Was verbinden Sie mit Essen? Genuss? Geselligkeit? Hören Sie in sich hinein, gibt es hier Denkmuster, vielleicht sogar aus der Kindheit, die auch heute, als Erwachsener, noch Ihr Essverhalten bestimmen? Manchmal steht dem Abnehmen auch die Angst entgegen, dass sich nun vieles im Leben ändern wird, was uns unterbewusst Angst macht. Oder schießt die Familie quer? In diesem Kapitel gibt es Ermunterung und Unterstützung, wie man die neuen Schlankstrategien in sein Leben einziehen lässt, sich mutig den Veränderungen, die das Abnehmen mit sich bringt, stellt und die Familie ins Boot holt.

7.1 Wenn die Seele mitisst

Essen tut der Seele gut. Essen schafft Gemeinschaft, wenn man mit lieben Menschen an einem reich gedeckten Tisch sitzt. Essen tröstet in einsamen Stunden. Essen beruhigt, wenn der Tag nicht so rund lief. Essen hüllt einen in einen Wohlfühl-Kokon. Essen lenkt ab von Stress und entspannt. Essen vertreibt die Angst. Essen kann so vieles und noch viel mehr. Glauben Sie das?

Essen Sie, weil Sie sich von etwas ablenken wollen, weil es Ihnen ein gutes Gefühl gibt? Fühlen Sie sich wohl, geborgen, entspannt wenn Sie essen? Möchten Sie diese schönen Gefühle immer wieder erleben? Essen Sie deshalb mehr als Ihnen gut tut? Haben Sie vielleicht sogar das Essen zu Ihrem Alles bestimmendem Lebensinhalt gemacht?

Erfolgstagebuch

Wie geht es Ihnen, wenn Sie essen? Fühlen Sie sich dann wohl? Gibt es Ihnen ein gutes Gefühl, wenn Sie oft und viel essen? Atmen Sie tief durch, schließen Sie die Augen und machen Sie sich die Gefühle bewusst, die Sie beim Essen empfinden. Schreiben Sie Ihre Gedanken in Ihr Erfolgstagebuch.

Wenn Ihnen nicht klar ist, wie bei Ihnen Gefühle und Essen verstrickt sind, dann sollten Sie ein paar Tage ein Essprotokoll erstellen. Schreiben Sie alle Mahlzeiten untereinander in eine Liste und schreiben Sie bei jeder Mahlzeit dahinter, wie Sie sich davor, dabei und danach gefühlt haben. Ob Sie hungrig waren, ob Sie traurig waren, vielleicht gestresst, ob Sie Schuldgefühle hatten.

Überlegen Sie jetzt, wonach Sie wirklich „Hunger" haben. Wünschen Sie sich Freunde, mehr Harmonie in der Partnerbeziehung, mehr Abwechslung, weniger Stress?

Haben Sie ein Essprotokoll erstellt? Nach ein paar Tagen werden Sie erkennen, welche Gefühle oder welche Situationen Sie dazu verführen zu essen. Lernen Sie, mit diesen Gefühlen in Zukunft anders umzugehen und die belastenden Situationen aufzulösen.

Kennen Sie sich gut genug?

Ich kenne Sie nicht, aber kennen SIE sich? Versuchen Sie unbedingt, sich selbst kennenzulernen. Wo sind die wunden Punkte in Ihrem Leben? Denken Sie darüber nach. Entspannen Sie, meditieren Sie, lassen Sie Gedanken, Wünsche, Träume, Bedürfnisse kommen. Und dann überlegen Sie, ob Sie etwas an der Situation ändern können. Ich kann im Rahmen dieses Buches natürlich nicht auf die Vielzahl von Lebensproblemen eingehen. Ihr Problem ist so individuell wie Sie es sind. Das wichtigste ist jedoch erstmal, dass Sie IHR Problem erkennen. Wenn Sie Ihr Problem benennen können, dann können Sie auch etwas dagegen unternehmen. Ein Schritt in die richtige Richtung kann es sein, sich erstmal ein Ratgeber-Buch zu „Ihrem" Thema zu kaufen und hier Anregungen und Lösungsvorschläge zu finden, die Ihnen weiterhelfen. Sie haben sich ja auch diesen Ratgeber gekauft, um Ideen zu bekommen, wie Sie Ihr Übergewichtsproblem lösen können.

Vielleicht haben Ihre Probleme mit dem Zuviel-Essen auch Ihren Ursprung in der Kindheit. Es gibt schwere Fälle von Essstörungen, bei denen traumatische Erlebnisse aus der Kindheit unbedingt mit einem speziell ausgebildeten Therapeuten aufgearbeitet werden sollten. Betroffene sollten sich in diesem Fall professionelle Hilfe suchen.

Lassen Sie Glaubenssätze aus der Kindheit hinter sich

Ich möchte Sie daran erinnern, dass Sie hier und heute ein erwachsener Mensch sind und viel Lebenserfahrung haben. Sie sind kein Kind mehr. Belohnen Sie sich daher nicht mehr mit Essen, beruhigen Sie sich nicht mehr mit Essen. „Füttern" Sie sich nicht mehr, wie es Ihre Mutter als Kind mit Ihnen gemacht hat. Rufen Sie sich auch kurz noch einmal die Glaubenssätze aus Ihrer Kindheit in Erinnerung. Hat man Ihnen auch erzählt, dass die Sonne nur scheint, wenn man den Teller leer gegessen hat? Oder dass man essen soll, damit man groß und stark wird? Oder dass man aufessen soll, obwohl man satt ist, weil man Essen nicht wegwirft? Machen Sie sich bewusst, dass diese Sätze auch dazu geführt haben können, dass Sie heute statt groß und stark leider nur dick sind. Denken Sie kurz darüber nach und legen Sie diese Sätze aus der Kindheit ad acta. Sie können sich dazu auch eine kurze Notiz im Erfolgstagebuch machen.

> Gehen Sie mit Essen verantwortungsbewusst um.

Ab heute entscheiden Sie und nicht Ihre Kindheit darüber, was Sie essen. Atmen Sie tief durch, straffen Sie Ihren Körper und lesen Sie sich die folgenden Sätze laut vor:

* Ab heute werde ich meinen Körper gut und gesund ernähren.
* Ab heute werde ich nur noch essen, wenn ich richtig Hunger habe.
* Ab heute esse ich nur noch was mir 100 % schmeckt und genieße jeden Happen.
* Ab heute werde ich beachten, was mir meine Seele und meine Gefühle sagen wollen und mich nicht mehr mit Essen beruhigen.
* Ab heute werde ich gut für mich sorgen. Ich werde Entspannung in mein Leben einbauen und ausreichend schlafen.
* Ab heute werde ich mich mehr um mich kümmern, meine Bedürfnisse erforschen und das NEIN-Sagen lernen, wenn mir etwas nicht entspricht.

* Ab heute werde ich frischen Wind in mein Leben lassen, neue Menschen kennenlernen, rausgehen, Neues ausprobieren, ein Hobby für mich finden.
* Ab heute werde ich mich bewegen und meinen Körper wieder spüren.
* Ab heute werde ich mich auf ein schlankes Leben vorbereiten.

Sorgen Sie gut für sich

Sorgen Sie gut für sich, wenn der Seelenhunger kommt. Atmen Sie erstmal tief durch und machen Sie sich etwas zu trinken. Am besten ein Heißgetränk, etwas, was den Körper von innen wärmt. Eine Teesorte, die Sie besonders mögen oder einen aromatischen Kaffee. Dann setzen Sie sich an Ihren Entspannungsort, den Sie sich ja in Ihrer Wohnung eingerichtet haben. Dort genießen Sie langsam und in Ruhe Ihr Getränk und überlegen, was Sie jetzt Schönes machen könnten. Eine gute Idee ist Alles was den Körper verwöhnt. Duschen, ein Vollbad, Sauna, Yoga, vielleicht ein Mittagsschläfchen. Oder Sie bewegen sich, das lenkt sofort von Essensgelüsten ab und gibt ein tolles Körpergefühl. Tanzen Sie, fahren Sie Rad oder machen Sie einen flotten Spaziergang im Wald oder am See. Rausgehen aus der Wohnung bewirkt immer wahre Wunder. Vergessen Sie auch Ihr Hobby nicht. Wenn Sie mit Freude Ihrem Hobby nachgehen und sich ganz in Ihre Tätigkeit vertiefen, werden Sie gar nicht mehr an Essen denken. Also basteln Sie, singen Sie, hören Sie Musik oder machen Sie selbst Musik, malen, schreiben oder lesen Sie, stricken Sie was das Zeug hält.

Erfolgstagebuch

Ihnen werden bestimmt noch viele Dinge einfallen, die Sie tun können, wenn Ihre Seele nach Essen verlangt. Denken Sie einmal darüber nach und schreiben Sie „Ihre" Liste in Ihr Erfolgstagebuch. Sie sollten die Liste auch immer wieder ergänzen, wenn Sie etwas Neues, Schönes für sich entdeckt haben.

7.2   Sind Sie gerne dick?

Wollen Sie eigentlich gar nicht abnehmen? Sie sind dick und das ist gut so? Sie fühlen sich beschützt von Ihrem Fettschutzschild? Aber Ihr Arzt drängt und Ihr Partner findet Sie auch zu dick? Was nun? Eins ist klar: Wenn Sie selbst eigentlich gar nicht abnehmen wollen, werden Sie auch auf Dauer nicht schlank werden und bleiben. Sie werden also nicht um die entscheidende Frage herumkommen: Will ich wirklich schlank werden? Doch warum wollen Sie in Ihrem tiefsten Herzen nicht schlank werden? Wovor fürchten Sie sich? Trifft etwas aus der folgenden Liste auf Sie zu?

* Ich verliere meinen Schutzschild, der mich vor Stress und Überforderung schützt.
* Wenn ich dünn bin, dann erwarten die Menschen so viel von mir. Ich soll plötzlich überall mitmachen, an anstrengenden Freizeitaktivitäten teilnehmen, mich in den Trubel stürzen, das will ich nicht.
* Ich werde attraktiver und die Blicke des anderen Geschlechts sind mir unangenehm.
* Die Anderen gehen anders mit mir um, es werden neue Anforderungen an mich gestellt.
* Ich will mich nicht verändern, ich will so bleiben wie ich bin.
* Ich habe Angst, dass mich meine Freunde nicht mehr gut finden, wenn ich schlank bin und nicht mehr alles mitesse.
* Wenn ich esse, dann habe ich gute Gefühle, die mich von Dingen ablenken, die ich nicht an mich heranlassen möchte, ich kann dann den Alltag einfach abschalten.
* Ich hatte schon mal eine Diät hinter mir und war eine Weile schlank. Ich habe mich aber fremd in meinem Körper gefühlt. Schlanksein passt nicht zu mir.

> In das Schlanksein müssen Sie hineinwachsen.

Eine große Gewichtsabnahme ist auch ein Reifeprozess
Wenn sich der Körper schneller verändert als die Seele und Ihr Selbstbild nicht „mitziehen" kann, kann es zu Ängsten und Überforderungen kommen. Wenn Sie sich plötzlich nicht mehr über Ihr Kilo weniger auf der Waage freuen, sondern Angst bekommen, dann ist es Zeit innezuhalten und sich selbst Fragen zu beantworten.

Visualisieren Sie doch noch mal Ihr Schlanksein. Wir hatten die Übung ja am Anfang des Programms in Kap. 3 im Abschnitt „Das Ziel ins Visier nehmen" schon einmal gemacht. Was haben Sie „gesehen"?

* Haben Sie sich schlank in einem unbeschwerten Leben gesehen, in dem sich alle Ihre Probleme in Luft aufgelöst haben?
* Haben Sie sich in einer glücklichen, strahlenden Welt gesehen?

Das ist ein schönes Bild um Sie zu motivieren, endlich abzunehmen, aber wenn Sie endlich schlank sind, werden damit nicht alle Probleme gelöst sein. Sicher werden Sie sich wohler fühlen und gesünder sein, auch werden Sie mehr Energie haben, auch andere Lebensprobleme anzupacken – schließlich haben Sie das große Projekt Gewichtsabnahme erfolgreich durchgezogen. Auch Ihre anderen Lebensprobleme anzugehen, dazu möchte ich Sie ermutigen. Vielleicht fangen Sie schon damit an, auch wenn Sie das Abnehmprogramm gerade erst begonnen haben. Dann hält die äußere Veränderung Schritt mit einer inneren Reifung, und Sie wachsen allmählich ins Schlanksein und in Ihr neues Leben hinein.

Ritual des Abschiedsnehmens
Überlegen Sie sich ein kleines Ritual des Abschiednehmens von Ihren Pfunden. Seien Sie erfinderisch. Vielleicht schreiben Sie einen kleinen Abschiedsbrief an Ihre Kilos, den Sie dann vernichten. Oder Sie falten ein Schiffchen aus dem Brief und setzen es auf dem Fluss aus. Sie könnten auch eine kleine Abschiedszeremonie feiern, bei besinnlicher Musik und einem Räucherstäbchen. Schließen Sie dann die Augen und denken Sie noch einmal liebevoll an Ihre Fettpolster und verabschieden Sie sich von ihnen. Lassen Sie Ihrer Fantasie freien Lauf und finden Sie für sich ein Ritual, das für Sie stimmig ist. Sie können es wiederholen, wenn Sie ein Zwischenziel bei der Gewichtsabnahme erreicht haben und sich so bei Ihrem Körper bedanken, dass er die Kilos losgelassen hat.

7.3   Die lieben Freunde und die Familie

„Ab heute esse ich weniger!" Ein Aufstöhnen geht durch die Familienriege. „Oh je, das schon wieder. Schon wieder dieser Diät-Kram. Kannst du nicht mal damit aufhören, bringt ja doch nichts. Du schaffst das ja doch nicht mit der Diät, du hast es ja letztes Mal auch nicht geschafft. Lass es doch gleich sein. Du kriegst doch nur schlechte Laune davon, und darunter haben wir dann alle zu leiden. Und dann diese unsäglichen Gesundheits-Rezepte. Da müssen wir dann mitessen, das hängt uns schon jetzt zum Hals raus". Auch die lieben Freunde sparen unter Umständen nicht an Kommentaren. „Sei doch kein Spielverderber – probier doch mal die Torte. Ein Stück schadet doch nicht. Morgen kannst du ja wieder deine Diät machen, aber heute habe ich für alle gebacken. Du bist so ungemütlich, wenn du nicht mitisst".

Die Familie mitnehmen

Wenn Sie entschlossen sind, noch heute Ihr Abnehmprojekt zu beginnen, seien Sie gefasst darauf, dass Sie auf Widerstand stoßen könnten. Seien Sie nicht überrascht, wenn Ihr Ehepartner oder Ihre Kinder plötzlich ein Problem damit haben, wenn Sie abnehmen wollen. Ja, Sie müssen selbst dann mit Ablehnung vonseiten Ihrer Familie rechnen, wenn Ihre Lieben Sie immer wieder auf Ihr Übergewicht angesprochen haben und gedrängt haben, endlich abzunehmen. Doch jetzt, wo Sie Nägel mit Köpfen machen, rudert Ihre Familie plötzlich zurück. Warum?

Partner, Freunde, besonders aber Kinder wollen nicht, dass Mutter oder Vater sich verändern. Sie befürchten, dass sie sich mit dem Abnehmen nicht nur äußerlich verändern, sondern auch irgendwie ein anderer Mensch werden. Ein Mensch, der plötzlich andere Interessen hat, zum Sport geht und nach Feierabend nicht mehr gemütlich vor dem Fernseher sitzt; dass plötzlich neue Hobbys Einzug ins Leben halten und neue Freunde gewonnen werden. Alles soll so bleiben, wie es ist und Sie sollen ganz die „Alte" oder der „Alte" bleiben.

Deshalb sollten Sie mit Ihrer Familie und Ihren Freunden in Ruhe über die Veränderungen sprechen, die auf sie zukommen werden und sie mitnehmen auf Ihren Weg ins schlanke Leben. Natürlich werden sich einige Veränderungen ergeben, das ist klar. Sie werden nicht nur dünner, es werden sich tatsächlich die Lebensgewohnheiten verändern, die Sie dick gemacht haben, und neue Gewohnheiten werden Platz in Ihrem Leben und Terminkalender einfordern. Doch Freunde und Familie werden sich auch nach anfänglichem Widerstand daran gewöhnen. Wenn Sie sich endlich um Ihre Gesundheit und Ihr Wohlergehen kümmern und abnehmen, werden Sie besser gelaunt, entspannter und glücklicher sein und Ihre Familie wird erkennen, dass sich alles in eine gute Richtung verändert.

Doch auch wenn Ihr Partner oder Ihre Freunde mit aller Kraft versuchen, Ihr Vorhaben zu boykottieren, lassen Sie sich nicht von Ihrem Weg abbringen. Sie wollen abnehmen, Sie müssen aus gesundheitlichen Gründen abnehmen – ziehen Sie das auch gegen Widerstand durch. Sie tun es für sich, für Ihr Leben. Wappnen Sie sich daher auch gegen „wohlmeinende" Kommentare von Freunden und Verwandtschaft. Versorgen Sie sich schon mal mit passenden Antworten, die die kritischen Stimmen zum Schweigen bringen.

* Nein, ich bin nicht auf Diät, ich esse ab jetzt weniger und gesünder, das tut mir gut.
* Danke, die Torte sieht lecker aus, aber ich möchte heute keine Torte essen, ich bin bereits satt. Ich trinke aber gerne einen Kaffee mit euch.
* Nein, ich habe keine schlechte Laune, im Gegenteil, ich habe schon ein paar Kilo abgenommen und bin sehr glücklich darüber.

Erfolgstagebuch

Stellen Sie sich typische „dumme" Nachfragen Ihrer Freunde oder Familie vor und legen Sie sich passende Antworten zurecht, damit Sie nicht von den Bemerkungen überrumpelt werden und Sie Ihre Souveränität über die Situation behalten. Dies ist auch ein Zeichen Ihres neuen Selbstbewusstseins. Notieren Sie die Antworten jetzt in Ihr Erfolgstagebuch.

Der Freundeskreis

Haben Sie viele Freunde, die auch übergewichtig sind? Studien konnten zeigen, dass übergewichtige Freunde dick machen. Schlanke Freunde werden von Ihren übergewichtigen Freunden überredet doch weniger Sport zu machen und geselliger zu sein. Man sitzt gerne zusammen und isst gemeinsam. Einer holt mal schnell einen Berg Pizzas wenn der Hunger kommt. Und beim gemütlichen Spieleabend gibt es Chips und Flips satt. Schlanke Freunde hingegen planen mehr Freizeitaktivitäten, die Sie in Bewegung bringen werden. Da wird zusammen gewandert, gewalkt, gejoggt, oder es werden gemeinsame Fahrradtouren geplant. Man geht gemeinsam ins Schwimmbad oder in die Sauna. Oder man spielt nach Feierabend Fußball oder geht zum Yoga. Auch Tanzen ist ein Sport, der Freude macht und eine ganze Menge Kalorien verbrennt. Schlanke Freunde werden Sie auf Trab bringen und in Bewegung setzen. Machen Sie unbedingt mit, wenn wieder eine gemeinsame Aktivität geplant wird, auch wenn es mit etwas Anstrengung für Sie verbunden ist!

Dieses Phänomen wurde tatsächlich in wissenschaftlichen Studien herausgefunden. Ich will aber keinesfalls, dass Sie jetzt ihre alten Freunde links liegen lassen. Freunde sind etwas ganz Wichtiges und Besonderes im Leben. Vielleicht können Sie jedoch Ihre Begeisterung für ein neues, schlankes Leben und den einen oder anderen Vorschlag, die Freizeit aktiver zu gestalten, auch im Freundeskreis weitergeben.

8

Wenn nichts mehr geht

Inhaltsverzeichnis

> Sie haben schon mehrere Abnehmversuche unternommen, doch leider ohne dauerhaften Erfolg. Das Körpergewicht ist hoch, vielleicht sogar sehr hoch... „Jetzt lass ich mir den Magen verkleinern!" Doch langsam! Halten Sie erstmal inne! Eine Magenverkleinerung ist kein kleiner Eingriff, den man mal eben so machen lässt. Bevor Sie sich zu so einem Schritt entschließen, sollten Sie sich über die Risiken und lebenslangen Folgen informieren. Erfahren Sie in diesem Kapitel, welche Verfahren es gibt und was im Falle einer Magenverkleinerung auf Sie zukommen würde.

© Der/die Herausgeber bzw. der/die Autor(en), exklusiv lizenziert durch Springer-Verlag GmbH, DE, ein Teil von Springer Nature 2020
M. Lewandowski, *Zu dick? Auch Sie können abnehmen!*,
https://doi.org/10.1007/978-3-662-61986-5_8

8.1   Chirurgische Magenverkleinerung

Sie sind schon seit Jahren stark fettleibig und kommen gegen ihr Gewicht einfach nicht an. Sie haben schon die x-te Diät hinter sich. Sie waren in der Ernährungsberatung, beim Psychologen, doch nichts hat geholfen. Erste Begleiterkrankungen machen sich bei Ihnen bemerkbar. Ihr Arzt mahnt dringend zur Gewichtsabnahme. Sie haben davon gehört, dass es Operationen gegen Fettleibigkeit gibt. Es soll da die Möglichkeit eines Magenbandes oder Ballons geben. Auch von magenverkleinernden Operationen oder einem Magenbypass haben Sie in der einschlägigen Presse gelesen. Sie fragen sich: Wäre das nicht was für mich?

Ja, ich verstehe Sie. Sie denken, eine kleine Operation und Sie sind Ihr Problem ein für alle Mal los. Nie mehr Diät. Die Pfunde purzeln nach der Operation im Handumdrehen. Sie können essen was Sie wollen – ohne schlechtes Gewissen, Sie werden nicht mehr dick. Klingt gut, klingt einfach.

STOPP! Ich muss Ihnen hier leider die Illusion nehmen, dieser Weg sei einfach und ungefährlich. Ist er nicht. Bitte versuchen Sie erstmal auf natürlichem Wege abzunehmen. Machen Sie dieses Programm! Strengen Sie sich an! Geben Sie alles!

Die Magen- und Darmoperationen sind schwere Eingriffe in Ihren Körper und nicht ungefährlich. Adipositaschirurgie ist Hochrisikochirurgie (Weiner 2010)! Diese Operationen sind zudem sehr teuer, und die Kostenübernahme muss vorher mit den Krankenkassen geklärt werden. Im Falle von Komplikationen fallen weitere Kosten für Anschlussbehandlungen an. Auch müssen kosmetische operative Korrekturen nach großen Gewichtsverlusten oft selbst bezahlt werden. Doch damit nicht genug. Langfristige Erfolge sind nur zu erreichen, wenn der Patient aktiv mitmacht. Ohne Diät geht auch hier nichts. Alle diese Maßnahmen dienen dazu das Fassungsvermögen des Magens so zu verkleinern, dass nur noch wenig hineinpasst. Zusätzlich wird beim sog. Magenbypass die Nahrungsaufnahme im Darm vermindert. Sie müssen lebenslang Ihre Nahrung an die veränderten körperlichen Gegebenheiten anpassen und streng und diszipliniert Diät halten.

> Adipositaschirurgische Eingriffe sind nicht ungefährlich und erfordern eine lebenslange Nachsorge. Sie gehören in die Hand von erfahrenen Spezialisten.

Das Spezialistenteam

Die sogenannten bariatrischen Operationen, wie die Eingriffe auch genannt werden, deren Vorbetreuung und lebenslange(!) Nachbetreuung gehören in die Hand von erfahrenen Spezialisten (DGAV 2018) und sollten auch nur in darauf spezialisierten Kliniken durchgeführt werden. Die Experten werden vorab klären, ob Sie überhaupt für einen solchen Eingriff geeignet sind. Im Allgemeinen kommen nur Patienten mit einem BMI von 40 kg/m^2 oder höher für eine bariatrische Operation infrage. Nur bei gravierenden Adipositas-bedingten Begleiterkrankungen kann schon bei niedrigeren BMI-Werten eine Operation indiziert sein. Es gibt aber auch Patienten, die keinem adipositaschirurgischen Eingriff unterzogen werden dürfen. Das muss im Einzelfall von den Spezialisten beurteilt werden.

Deshalb sind in die Entscheidung zur Operation neben den Chirurgen noch weitere Spezialisten eingebunden. Als erstes wird ein erfahrener Ernährungsmediziner hinzugezogen, dessen Spezialgebiet die konservative Adipositas-Therapie ist. Also ein Arzt, der klärt, ob der Patient nicht ohne einen operativen Eingriff abnehmen kann. Auch wird in jedem Fall sowohl vor als auch nach der Operation eine Ernährungsfachkraft an der Seite des Patienten sein, um ihn bei der notwendigen Ernährungsumstellung zu beraten und unterstützen.

Weiterhin sollte ein in der Therapie der Adipositas tätiger Psychologe, Psychosomatiker oder Psychiater um seine Einschätzung gebeten werden. Man hat festgestellt, dass ein Teil der fettleibigen Patienten, die sich für eine bariatrische Operation vorstellen, an einer behandlungsbedürftigen psychischen Störung leidet und teilweise auch damit in Behandlung ist. Meist handelt es sich um Depressionen, Essstörungen und Angststörungen.

Dann wird eine gründliche ärztliche Voruntersuchung erfolgen, um alle Begleiterkrankungen mit möglichem Komplikationsrisiko festzustellen und um Stoffwechselkrankheiten, die zur Fettleibigkeit geführt haben können, auszuschließen. Zum Beispiel kann eine Schilddrüsenunterfunktion zur Fettleibigkeit geführt haben. Hier würde zunächst der Internist die Schilddrüsenerkrankung behandeln.

Nachdem alle diese Fragen geklärt sind und alle Befunde erhoben sind, wird der Patient dem Chirurgen und dem Anästhesisten vorgestellt, die dann den Patienten im Hinblick auf die Operationsfähigkeit untersuchen und umfassend über das Operationsverfahren, die Komplikationen und das Narkoserisiko aufklären. Sie sehen, ein adipositaschirurgischer Eingriff ist keine kleine Sache.

Vor der Operation

Wenn der Patient für den Eingriff geeignet ist, sollte vor der Operation eine gezielte Gewichtsreduktion erfolgen. Dadurch wird der operative Eingriff erleichtert und ein besserer Erfolg der Gewichtsabnahme nach der Operation erzielt. Der Patient sollte dann, nachdem einige Wochen vergangen sind und er Gewicht verloren hat, nochmals beim Chirurgen zur Operation vorgestellt werden.

Ist die Entscheidung zur Operation gefallen, muss das Verfahren gewählt werden. Dazu wird ein Risikoprofil des Patienten erstellt, die am besten geeignete Therapie ermittelt und das Verfahren im Gespräch mit dem Patienten ausgewählt. In vielen Fällen kann der operative Eingriff laparoskopisch, also mit der Schlüssellochtechnik durchgeführt werden, die besonders für den fettleibigen Patienten geeignet ist, weil sie sehr schonend ist und Komplikationen nach der Operation nicht so häufig vorkommen.

Warum funktionieren bariatrische Operationen?

Durch die chirurgischen Eingriffe wird die Aufnahme von Kalorien in den Körper teilweise verhindert. Das kann einmal durch die Verkleinerung des Magens geschehen. Der kleine Magenrest kann dann nur noch kleine Portionen aufnehmen und ist bereits nach wenigen Bissen gefüllt. Man ist dann schnell pappsatt und mag nicht mehr essen. Eine zweite Möglichkeit der Operation ist die Verkürzung des Nahrungswegs im Darm. Dadurch wird vor allem die Fettaufnahme über den Darm eingeschränkt.

Jede operative Maßnahme zur Adipositaschirurgie hat ihre eigenen Risiken. Es gibt verschiedene Verfahren, von denen die bekanntesten der Magenballon, das Magenband, der Schlauchmagen und der Magenbypass sind. Die häufigsten Operationen in Deutschland sind inzwischen der Schlauchmagen und der Magenbypass (Stroh 2014). Insbesondere der Magenbypass gilt als sehr effektiv bei starker Fettleibigkeit. Ich werde Ihnen jetzt etwas über die einzelnen Verfahren erzählen, sodass Sie sich ein Bild davon machen können (DGAV 2018; Weiner 2010).

8.2   Der Magenballon

Das Einbringen eines Magenballons ist ein schonendes Verfahren und erfordert keine Operation, sondern nur eine Magenspiegelung. Hierbei wird ein zusammengefalteter Ballon in den Magen vorgeschoben und mit

Kochsalzlösung aufgefüllt. Je stärker er befüllt wird, desto weniger können Sie essen und desto eher werden Sie satt. Das Einlegen des Ballons dauert 10–20 min. Es kann vorübergehend zu Übelkeit und Erbrechen kommen. Mit dem Ballon müssen die Patienten eine spezielle Diät einhalten. Der Ballon soll den Patienten ein Sättigungsgefühl vermitteln, sodass es ihnen leicht fällt, die Diät einzuhalten. Wenn nach 6 Monaten der Ballon wieder entfernt wird, sollen die Patienten sich idealerweise so weit an das veränderte Ernährungsverhalten gewöhnt haben, dass sie dieses lebenslang beibehalten. Das Verfahren ist leider auf lange Sicht nicht sehr effektiv, was die Gewichtsabnahme angeht, und man empfiehlt es nur für Patienten, die einen BMI unter 35 haben oder zur Gewichtsreduktion vor operativen Eingriffen. Auch bei Patienten mit einem BMI über 50, die extrem fettleibig sind und bei Patienten, bei denen das Operationsrisiko zu hoch ist, kommt es zum Einsatz. Man hofft, dass diese Patienten durch den Magenballon ihr Gewicht so weit reduzieren können, dass eine Operation möglich wird. Kommen wir nun zu den eigentlichen Operationen.

8.3 Das Magenband

Das Magenband ist ebenfalls ein magenverkleinernder Eingriff. Hier wird mit der Schlüsselloch-Operationstechnik, auch minimal-invasive Chirurgie genannt, ein weicher, regulierbarer Silikonring um den oberen Teil des Magens gelegt. Dadurch wird ein kleiner Vormagen abgeteilt, der sich nur mit wenig Nahrung füllen kann. Schon kleine Mahlzeiten machen dann schnell satt. Auch beim Magenband muss der Patient eine Diät einhalten. Das ist ganz wichtig um Komplikationen zu vermeiden. Es dürfen nur geringe Mengen gegessen werden, und man sollte sich auf 3–4 Mahlzeiten pro Tag beschränken und auf ausreichende Eiweißzufuhr achten. Bei den Mahlzeiten darf nicht getrunken werden, und es darf keinesfalls weiter gegessen werden, wenn man satt ist. Wichtig sind langsames Essen und gutes Kauen. Schwer verdauliche Kost ist nicht geeignet. Über den Tag verteilt muss viel getrunken werden, am besten Wasser; keine kohlensäurehaltigen oder kalorienhaltigen Getränke, kein Alkohol. Sie sehen, auch das Magenband ist nur eine Hilfe das Ernährungsverhalten umzustellen. Das Magenband kann wieder entfernt werden.

8.4   Der Schlauchmagen

Der Schlauchmagen ist ein großer chirurgischer Eingriff, der nicht wieder rückgängig gemacht werden kann. Es werden große Teile des Magens entfernt und der Magenrest zum Schlauch zusammengenäht. Der Schlauchmagen fasst nur noch wenig Nahrung, und man ist schnell satt. Auch mit einem Schlauchmagen müssen Sie Ihr Essverhalten ändern. Die Essensregeln sind zunächst ähnlich wie beim Magenband. Sie müssen lernen mit dem kleinen Magen zu leben und regelmäßig zur Nachsorge gehen, da der Magenrest bestimmte Vitamine nicht mehr aufnehmen kann. Um keine Mangelerscheinungen und Langzeitschäden wie zum Beispiel Blutarmut oder Osteoporose zu entwickeln, müssen Sie lebenslang Vitaminpräparate zu sich nehmen. Der Schlauchmagen bringt gute Erfolge in der Gewichtsabnahme.

8.5   Der Magenbypass

Die Magenbypass-Operation ist ein großer, komplizierter chirurgischer Eingriff, bei dem die Anatomie so verändert wird, dass der größte Teil des Magens sozusagen stillgelegt wird und zusätzlich durch die Umleitung der Darmpassage die Aufnahme von Nährstoffen in den Körper vermindert wird. Der Chirurg trennt den größten Teil des Magens bis auf einen kleinen Magenrest, die sogenannte Magentasche (Englisch: Pouch), ab und legt ihn still. Dann wird der Dünndarm durchtrennt und ein Ende wird an den „Pouch" angeschlossen. Das andere Darmende wird so umgeleitet, dass die Verdauungssäfte aus Galle und Bauchspeicheldrüse erst im mittleren Dünndarm, also sehr spät, zum Darminhalt zugeführt werden, wodurch die Aufnahme der Nahrungsbestandteile in den Körper zusätzlich erschwert wird. Ein Großteil der Nahrung, vor allem der Fette, wird mit dem Stuhl wieder ausgeschieden. Die Operation ist sehr anspruchsvoll und kann nicht immer mittels der Schlüssellochchirurgie durchgeführt werden. Dann ist eine große, offene Bauchoperation nötig. Damit steigt auch die Komplikationsrate. Der Magenbypass führt zu guten Erfolgen in der Gewichtsabnahme und wird deshalb bei starker Fettleibigkeit oft durchgeführt.

Dieser Eingriff ist ein ganz großer Einschnitt im Leben. Nichts ist mehr wie vorher. Als Patient müssen Sie danach ihr Leben mit großer Disziplin gestalten. Sie dürfen nur noch ganz kleine Portionen essen. Jeder Bissen muss gut gekaut werden, da ja nur noch ein winziger Magenrest zur

Verfügung steht. Sie müssen mit plötzlichen Durchfällen rechnen. Auf keinen Fall dürfen große Zuckermengen zu sich genommen werden, da es zu schweren Kreislaufreaktionen kommen kann. Weiterhin müssen lebenslang Vitamine, Eisen und Kalziumtabletten eingenommen werden, damit es nicht zu Mangelerscheinungen kommt. Eine lebenslange Nachsorge ist Pflicht.

Die „größte" bariatrische Operation ist die sogenannte „Biliopankreatische Diversion mit Duodenal Switch". Wie Sie sicher schon aus dem komplizierten Namen erahnen, ist dies ist ein sehr komplexer Eingriff, der technisch schwierig ist und bei dem es zu Komplikationen kommen kann. Die Operation wird in Deutschland noch nicht so häufig durchgeführt und kommt nur für schwer fettleibige Patienten infrage. Der Eingriff ähnelt dem Magenbypass, ist aber im Hinblick auf die Gewichtsabnahme noch effektiver, da für die Nahrungsaufnahme ein noch kürzerer Darmabschnitt zur Verfügung steht. Auch nach dieser Operation müssen Sie wie beim Schlauchmagen und Magenbypass ein ganz diszipliniertes Essverhalten erlernen, regelmäßig zur Nachsorge gehen und Ihren Vitamin- und Mineralstoffhaushalt prüfen lassen.

8.6 Was kann die bariatrische Chirurgie erreichen?

Operierte Patienten nehmen nach bariatrischer Chirurgie schnell viel Gewicht ab. Wie viel? Seit 2005 werden in einer großen Qualitätssicherungsstudie in Deutschland Daten gesammelt, die Auskunft darüber geben, wie viel Gewicht die Fettleibigen nach einem bariatrischen Eingriff verlieren. Schauen Sie sich einmal Tab. 8.1 an. Hier ist für jeden Eingriff angegeben, wie sich bei den untersuchten Patienten der durchschnittliche BMI nach der Operation verändert hat. Um Ihnen die trockenen BMI-Daten anschaulicher zu machen, habe ich rechts in der Tabelle den Gewichtsverlust für einen Beispielpatienten, der 180 cm groß ist, ausgerechnet. Sie sehen, dass Sie mit dem Magenballon und dem Magenband nicht so viel abnehmen, wie mit den anderen „großen" chirurgischen Eingriffen. Sie erkennen an den Nachuntersuchungsdaten auch, dass es den vorher schwer Fettleibigen auch mit einer Operation in absehbarer Zeit nicht immer gelingt, einen normalen BMI zu erreichen.

Tab. 8.1 Durchschnittliche BMI-Veränderung durch bariatrische Chirurgie

	BMI [kg/m^2]		Beispiel[b]: Patient 180 cm groß		
	vorher	nachher[a]	vorher	nachher	Gewichts-verlust
Magenballon	57	48	185 kg	156 kg	29 kg
Magenband	46	38	149 kg	123 kg	26 kg
Schlauchmagen	56	42	181 kg	136 kg	45 kg
Magenbypass	49	34	159 kg	110 kg	49 kg
Biliopankreatische Diversion mit Duodenal Switch	50	30	162 kg	97 kg	65 kg

[a]Bei der letzten Nachuntersuchung, Daten von 2005–2008 aus der Qualitäts-sicherungsstudie (modifiziert nach Stroh 2010)
[b]Beispiel: Eigene Berechnungen nach der BMI-Formel (WHO 2000)

Jedes Kilo weniger zählt

Sie haben sich operieren lassen, viel Risiko auf sich genommen und jetzt haben Sie es noch nicht mal auf Normalgewicht geschafft. Alles umsonst? NEIN!

Sie vergessen, dass jedes Kilo weniger Ihnen Gesundheit, Lebenszeit und Lebensfreude zurückbringt. Mit Gewichtsabnahmen von 20, 30 oder sogar 50 kg, werden Ihre Gelenke aufatmen, Knie- und Hüftbeschwerden können sich ganz in Luft auflösen. Sind Sie vorher bei jeder kleinen Anstrengung aus der Puste gekommen, können Sie wieder freier durchatmen. Herz und Kreislauf werden deutlich entlastet. Die durch Fettleibigkeit verursachte Herzvergrößerung verringert sich wieder. Beruf und Alltag bewältigen Sie wieder mit mehr Leichtigkeit. Und das gefährliche Metabolische Syndrom, das sog. tödliche Quartett, bekommen Sie in den Griff. Sowohl die Zucker-krankheit als auch der Bluthochdruck und die Fettstoffwechselstörungen bessern sich deutlich. Viele operierte Patienten haben hinterher keine Zuckerkrankheit mehr, der Blutdruck sinkt auf normale Werte und auch die Blutfette normalisieren sich wieder. Nach den „großen" bariatrischen Operationen wie dem Magen-Bypass oder der Biliopankreatischen Diversion und der damit verbundenen starken Gewichtsabnahme können sich unter Umständen sogar alle vier Faktoren des Metabolischen Syndroms wieder normalisieren. Und eine schöne Nachricht ist auch, dass es zu einer deutlichen Verbesserung der psychosozialen Situation kommen kann. Mehr Lebensfreude, weniger Depressionen und Ängste, mehr Selbstwertgefühl und sogar eine bessere Arbeitssituation oder Partnerbeziehung sind nach der Gewichtsabnahme möglich.

8.7   Geht es auch ohne OP?

Alle hier vorgestellten Eingriffe können spezielle Komplikationen haben, die durchaus schwerwiegend, ja sogar lebensbedrohlich sein können. Wenn Sie einen chirurgischen Eingriff gegen Ihr Übergewicht in Erwägung ziehen, dann müssen Sie sich unbedingt vorher ausführlich in einer darauf spezialisierten Klinik beraten lassen. Lassen Sie sich alles genau erklären, so lange, bis Sie alles verstanden haben. Und nehmen Sie sich Zeit, überlegen Sie in Ruhe, bevor Sie sich zur Operation entscheiden. Die Eingriffe werden Ihr Leben stark verändern und zum Teil lebenslange Einschränkungen zur Folge haben. Bedenken Sie auch, dass sich nach bestimmten Eingriffen Folgeerkrankungen wie Gallen- oder Nierensteine, Blutarmut, Osteoporose und Bauchbeschwerden ausbilden können. So kommt es zum Beispiel nach Magenbypässen, bei denen ja die Nahrungsfette teilweise unverdaut wieder ausgeschieden werden, oft zu Blähungen, üblen Gerüchen und Fettstühlen, die einen plötzlichen, unbeherrschbaren Stuhldrang zur Folge haben. Wenn dann keine Toilette in der Nähe ist, haben Sie ein Problem. Sie können sich vorstellen, dass das sogar Auswirkungen auf Ihre Berufswahl haben kann. Busfahrer oder Taxifahrer können dann unter Umständen ihren Beruf nicht mehr ausüben.

Überlegen Sie Ihre Entscheidung gut!
Der Traum, sich operieren zu lassen und dann bedenkenlos schlemmen zu können und dabei auch noch abzunehmen, wird sich nicht erfüllen. Sie werden abnehmen, aber Sie müssen den Preis dafür zahlen. Üppiges Essen, ja selbst normales Essen, wird es nach den magenverkleinernden Eingriffen für Sie nicht mehr geben. Ihr ganzes Leben wird sich anders gestalten, und Sie werden ein neues Ernährungsverhalten durchhalten müssen. Das erfordert viel Disziplin, was Ihr Essen angeht. Auch müssen Sie lebenslang zu regelmäßigen Kontrolluntersuchungen gehen. Ohne diese ärztliche Begleitung kann es zu erheblichen Langzeitschäden und Komplikationen kommen. Weiterhin werden Sie Ihr ganzes Leben Nahrungsergänzungsmittel gegen Mangelerscheinungen einnehmen müssen.

Erfolgstagebuch

Wenn Sie sehr fettleibig sind, haben Sie schon einmal über eine magenverkleinernde Operation nachgedacht? Was denken Sie darüber? Trauen Sie sich zu, es auch ohne Operation zu schaffen, Ihr Gewicht zu verlieren? Warum nicht?

Wenn es aber gar nicht geht, eine starke Fettleibigkeit abzubauen und alle Ernährungsprogramme gescheitert sind, dann ist eine Beratung in einem Adipositaschirurgischen Zentrum unbedingt angeraten, denn die Folgen der starken Fettleibigkeit sind gefährlich und verkürzen die Lebenszeit.

Starten Sie erstmal dieses Abnehmprogramm

Wollen Sie es nicht erstmal mit diesem Abnehmprogramm versuchen? Nicht halbherzig, weil Sie denken, dass es bei Ihnen sowieso nicht hilft, nein aus vollem Herzen, mit Elan und Disziplin. Weniger essen, sicher, das muss sein. Sonst nimmt der Körper nicht ab, aber das müssen Sie ja auch nach der Operation ein Leben lang. Warum also nicht erstmal alle Kraft in dieses Abnehmprogramm stecken? Es wird nicht leicht, aber Sie können es schaffen, ganz ohne Operation.

9

Endlich schlank! Wie Sie jetzt auch schlank bleiben

Inhaltsverzeichnis

> *Sie haben geduldig Kilo um Kilo abgenommen, Ihr Körper und Ihr Leben hat wieder die ersehnte Leichtigkeit zurückgewonnen. Sie haben es geschafft! Endlich schlank! Gratulation! Das soll jetzt auch so bleiben. Wir haben gemeinsam über eine lange Zeit neue Essgewohnheiten in Ihrem Leben verankert, die Ihnen bestimmt jetzt nicht mehr schwerfallen. Bleiben Sie dabei! Hier finden Sie die Basics unseres Abnehmprogramms noch einmal zusammengefasst und auch Tipps wie Sie die Elastizität Ihrer Haut beim Abnehmen unterstützen können, damit sich möglichst keine schlaffen Hautfalten nach der Gewichtsabnahme ausbilden. Achten Sie auch in der Zukunft sorgsam auf sich und genießen Sie Ihr neues, leichtes Leben.*

9.1   Das weite Hautkleid

Sie sind schon viele Jahre zu dick, oder Sie waren schon als Kind pummelig? Dann hat Ihr Körper jahrelang Fettzellen aufgebaut und die Haut über den Fettpolstern hat sich ausgedehnt. Sie haben es nun endlich geschafft, Gewicht abzunehmen und haben sich schon strahlend schön und gertenschlank mit

M. Lewandowski, *Zu dick? Auch Sie können abnehmen!*,
https://doi.org/10.1007/978-3-662-61986-5_9

straffer Haut über dem flachen Bauch gesehen – und jetzt das: die Haut hat sich nach dem Gewichtsverlust nicht mehr zusammengezogen und hängt jetzt in schlaffen Falten dort, wo vorher die Fettpolster waren. Die Bauchhaut hängt sogar in einer schlaffen Hautschürze über den Unterbauch.

Die Haut verliert ihre Elastizität

Was ist hier falsch gelaufen? Die Haut verliert über die Jahre ihre jugendliche Elastizität, das ist sicher keine neue Information für Sie. Die ganze Kosmetikindustrie beschäftigt sich damit, einer Hauterschlaffung entgegenzuwirken. Wenn Sie noch jünger sind, oder nur wenig Übergewicht mit sich herumtragen oder Sie noch nicht so lange übergewichtig sind, haben Sie gute Chancen, dass sich die Haut nach einer größeren Gewichtsabnahme wieder von allein zusammenzieht.

Sie sind aber schon über 40 Jahre alt und stark fettleibig und machen sich Sorgen über Ihr Aussehen nach der Gewichtsabnahme?

> Reduzieren Sie, auch auf die Gefahr einer möglichen Faltenbildung hin, Ihr Gewicht, damit Sie gesund werden oder gesund bleiben.

Eine kleine Beruhigung ist, dass sich im Gesicht meist keine tiefen Falten ausbilden, da die Masse des Fettgewebes am Bauch, den Hüften und den Oberschenkeln lokalisiert ist.

„Kann ich der Faltenbildung und Hautschürzenbildung vorbeugen?" Man kann leider nicht vorhersagen, ob der Abnehmwillige eine unschöne schlaffe Hautschürze ausbilden wird oder nicht. Wenn sich allerdings die Fettzellen schon vor der Gewichtsabnahme in einer sogenannten Fettschürze über dem Unterbauch gesammelt haben, dann kann durchaus nach der Gewichtsabnahme eine schlaffe Hautschürze übrig bleiben.

Was kann ich für meine Haut tun?

Hier ein paar Tipps, was Sie tun können, damit sich die Haut möglichst wieder von alleine zusammenzieht:

* Nehmen Sie Ihr Übergewicht langsam und kontinuierlich ab, wie es auch in diesem Ratgeber empfohlen wird. Also keine 10 Kilo-in-2 Monaten-Diäten durchführen!
* Essen Sie gesunde Mahlzeiten mit vielen frischen und fettarmen Zutaten.
* Widmen Sie Ihrer Hautpflege während der Gewichtsabnahme große Aufmerksamkeit. Duschen Sie am besten täglich und massieren Sie in die

noch feuchte Haut ein hochwertiges Körperöl ein. Besonders die Haut-partien mit großen Fettansammlungen sollten täglich mit einem Hautöl massiert werden. Gut geeignet sind hierfür Öle gegen Schwangerschafts-streifen.

* Gönnen Sie Ihrer Gesichtshaut und Ihrem Hals regelmäßige haut-straffende Gesichtsmasken und Pflegeprodukte. Ja, auch die Männer sollten das beherzigen. Es gibt auch tolle Pflegeserien für Männerhaut.
* Körperliche Bewegung vor allem in frischer Luft strafft die Haut! Bewegung regt den Stoffwechsel an und fördert die Hautdurchblutung.
* Saunagänge und Körperpeelings haben ebenfalls einen guten Effekt auf die Hautdurchblutung.
* Wechselduschen und Bürstenmassagen des ganzen Körpers unter der Dusche stimulieren und straffen die Haut.

Die plastisch-ästhetische Chirurgie

Für die meisten Abnehmwilligen reichen diese Maßnahmen aus, um ein befriedigendes Ergebnis nach der Gewichtsabnahme zu erzielen. Sollten Sie jedoch extrem fettleibig gewesen sein oder eine sehr rasche Gewichts-abnahme nach einer Magenverkleinernden Operation hinter sich haben, dann können durchaus schlaffe Hautschürzen zurückbleiben.

Wenn diese deutlich ausgeprägt sind und die Beweglichkeit stören, kann es notwendig werden, eine kosmetische Nachoperation durchzuführen. Kosmetische Nachoperationen sind chirurgische Eingriffe, die mit Risiken behaftet sind und gut überlegt sein wollen. Sie gehören unbedingt in die Hand eines Spezialisten für plastisch-ästhetische Chirurgie, der Sie vor-her ausführlich beraten muss. Zudem müssen die Operationen meist selbst bezahlt werden.

Kosmetische Eingriffe können erst erfolgen, wenn die Gewichtsabnahme abgeschlossen ist und Sie Ihr Zielgewicht bereits mehrere Monate halten konnten, sodass davon auszugehen ist, dass Ihr Gewicht stabil bleibt. Am häufigsten sind nach großen Gewichtsabnahmen überhängende Hautlappen im Bauchbereich und an den Oberarmen, bei Frauen auch an den Brüsten. Oft sind mehrere Korrekturoperationen notwendig, die nacheinander vorgenommen werden. Diese Korrekturoperationen sind keine kleinen „Straffungen", sondern große Eingriffe und mit Risiken und möglicherweise Komplikationen behaftet, über die Sie sich umfassend vom Spezialisten auf-klären lassen müssen.

9.2 Ihre größte Herausforderung: Schlank bleiben

Es ist geschafft! Sie sind bis hier einen langen und oft auch beschwerlichen Weg gegangen. Doch Sie haben nicht aufgegeben, haben Ihr großes Ziel ständig vor Augen gehabt. Heute ist der große Tag gekommen! Nach vielen Monaten sind Sie am Ziel. Endlich mein Wunschgewicht! Doch was nun? Wie geht es weiter?

Sie können jetzt etwas mehr essen
Die Portionen können jetzt etwas vergrößert werden, aber die neuen Essgewohnheiten müssen gleich bleiben. Sie wissen doch jetzt eigentlich selbst, wie man schlank bleibt, oder? Sie haben mit diesem Programm ein neues Ernährungsverhalten erlernt und umgesetzt, das Ihnen doch nach all der Zeit längst in Fleisch und Blut übergegangen ist, stimmt's? Vor Fett triefendes Fast Food, das ist doch längst nicht mehr Ihr Ding, oder? Sie haben nun alle Tricks erlernt, wie man abnimmt und können diese Tricks auch zum Schlankbleiben einsetzen. Das Ernährungsprogramm bleibt das gleiche, auch wenn Sie jetzt Ihre Kalorienzufuhr etwas steigern können.

> Wenn Sie Ihr Zielgewicht erreicht haben:
> - Behalten Sie das Gesund-Ernährungsprogramm, das Sie hier erlernt haben, bei!
> - Nehmen Sie ab jetzt genauso viele Kalorien am Tag auf, wie Sie verbrauchen!

Sie haben ja keine Diät gemacht, die nun zu Ende ist, nein, Sie haben in all den Monaten erlernt, wie man sich gut und gesund ernährt, nicht nur heute, nicht nur morgen, nein, für immer. Nehmen Sie nun diese Ernährungsgewohnheiten mit in Ihr neues Leben und genießen Sie das befreite, schlanke Lebensgefühl.

Nehmen Sie nicht Ihr Essverhalten von früher wieder auf
Wenn Sie jetzt aber befreit aufatmen und sich schon in dem Moment, wo Ihre Waage Ihr Zielgewicht zeigt, vor einem Schlemmermahl sitzen sehen, dann haben Sie nichts gelernt. Wenn Sie jetzt Ihr „normales" Essen von früher wieder aufnehmen, werden Sie sehr schnell wieder so dick wie vorher oder noch dicker sein. Denken Sie an den Jo-Jo-Effekt! Also STOPP! Niemand bleibt dauerhaft schlank, der nicht auf sein Gewicht achtet.

Auch Normalgewichtige müssen auf ihr Gewicht achten und können nicht ungehemmt essen. Es gibt nur wenige Menschen, die essen können was sie wollen und davon nicht dick werden. Und glauben Sie mir, Sie und ich gehören definitiv nicht dazu.

Beherzigen Sie immer, was Sie hier über Ernährung gelernt haben!

- Essen Sie nichts, was Ihnen nicht schmeckt. Lassen Sie es auf dem Teller liegen.
- Essen Sie nicht mehr, als Sie verbrauchen, sonst nehmen Sie wieder zu. Wenn Sie inzwischen auch sportlich aktiver geworden sind, haben Sie sogar einen etwas höheren Verbrauch.
- Wiegen Sie sich weiter jeden Morgen vor dem Frühstück und tragen Sie den Wert in einen Taschenkalender oder in Ihr Erfolgstagebuch ein, sodass Sie Ihr Gewicht immer im Blick haben. Häufiges Wiegen hilft enorm, Ihr Gewicht konstant zu halten. Das konnte sogar wissenschaftlich gezeigt werden (Butryn 2007). Außerdem finden Sie durch tägliches Wiegen heraus, was Sie essen müssen, um schlank zu bleiben. Identifizieren Sie die Nahrungsmittel, die sich am nächsten Tag in einer Gewichtszunahme niederschlagen und essen Sie diese nur ganz selten.
- Essen Sie fettarm, nur 3 x am Tag und nur kleine Portionen.
- Achten Sie überwiegend auf gesunde Ernährung und kochen Sie möglichst selbst.
- Trinken Sie weiterhin möglichst Getränke ohne Kalorien.
- Legen Sie nur zu wenigen Anlässen Schlemmertage ein.
- Setzen Sie sich eine Obergrenze für Ihr Gewicht, die Sie nicht überschreiten wollen. Aber übertreiben Sie es jetzt auch nicht mit dem Abnehmen. Ein BMI zwischen 23 und 25 ist schon o.k.!
- Wenn Sie an einem Tag mehr essen oder Sie Ihre selbst gesetzte Gewichtsobergrenze überschreiten, steuern Sie an den Folgetagen direkt mit kalorienreduzierten Mahlzeiten gegen, bis sich Ihr Gewicht wieder normalisiert hat.
- Bewegen Sie sich! Treiben Sie öfters in der Woche Sport und bewegen Sie sich an den anderen Tagen genug im Alltag.

Erfolgstagebuch

Sie sind am Ziel! Halten Sie diesen großen Moment unbedingt in Ihrem Erinnerungstagebuch fest. Feiern Sie diesen Tag. Ziehen Sie sich schick an, stylen Sie sich ruhig ein wenig. Vielleicht haben Sie auch Lust auf etwas Neues? Ein tolles neues Outfit, ein toller neuer Haarschnitt. Gönnen Sie sich ruhig heute mal etwas. Ihr Erfolgssparschwein dürfte ja prall gefüllt sein, da Sie ja kräftig an Nahrungsmitteln eingespart haben. Und jetzt der Beweis: Das Zielfoto. Suchen Sie sich einen schönen Hintergrund aus und lassen Sie Ihren Partner oder eine Freundin ein Ganzkörperfoto von Ihnen machen. Drucken Sie es aus und kleben Sie es in Ihr Erfolgstagebuch ein. Wenn Sie wollen, können

Sie auch ein Vorher-Foto dazukleben. Dann setzen Sie sich hin und schreiben auf, wie es Ihnen heute geht, wie Sie sich heute fühlen und wie Sie den Tag verbracht haben. Es ist ganz wichtig, dass Sie diesen Tag auch schriftlich in Ihrem Buch festhalten. So können Sie sich später immer wieder an Ihr großes Projekt und Ihren Erfolg erinnern.

9.3   Ihr Weg in ein neues Leben

Bis hier hat Sie dieses Buch begleitet. Das Buch ist zu Ende, aber Sie stehen jetzt noch ganz am Anfang Ihres Weges. Der Weg ist noch neu für Sie, aber ich habe Ihnen in diesem Buch alles darüber erzählt, und Sie können ihn beruhigt gehen. Unterwegs werden Sie viel Ballast abwerfen und Leichtigkeit gewinnen. Sie werden sich wieder jünger fühlen, voller Energie. Ab heute trinken Sie sich schlank, essen sich schlank, bewegen sich schlank und denken sich schlank.

Haben Sie das Buch erstmal ganz durchgelesen, oder haben Sie schon eifrig mitgemacht? Ist Ihr Erfolgstagebuch schon prall gefüllt? Mit Ihren Geschichten, Ihren Ideen, Plänen, Fotos, Kochrezepten, Lieblings-Schlank-Speisen? Das Erfolgstagebuch ist wichtig für Sie und ein Schlüssel zum Erfolg. Nutzen Sie diese Chance. Auch wenn Sie das Tagebuch für Unsinn halten, legen Sie sich trotzdem eins zu. Wenn Sie Ihr Ziel und Ihre konkreten Pläne aufschreiben, dann haben Sie eine große Chance, dass sie Wirklichkeit werden.

Jetzt schlagen Sie diesen Ratgeber für heute zu und denken über alles einmal in Ruhe nach. Schreiben Sie dazu doch noch einmal etwas in Ihr Erfolgstagebuch. Und morgen… schlagen Sie dieses Buch wieder auf und arbeiten sich noch mal durch alle Kapitel. Markieren Sie die für Sie wichtigen Dinge mit Textmarkern oder Randnotizen. Und dann lesen Sie so lange und oft in dem Buch, bis Sie alles mitsprechen können. Dann hat sich die Information in Ihren Gehirnzellen verankert. Sie wissen dann genau wie es geht mit dem schlank werden, selbstbewusst werden, Ballast abwerfen und Energie tanken.

Ich verabschiede mich nun von Ihnen und Sie müssen Ihren Weg jetzt alleine weitergehen. Vergessen Sie nicht, Ihr Erfolgstagbuch und diesen Ratgeber mitzunehmen. So sind Sie gewappnet, wenn Sie sich einmal verlaufen haben.

Alles Gute, Ihre

Monika Lewandowski

Serviceteil

Bücher zum Weiterlesen

Katrin Klever, Johanna Dries. Klevers Kompass Kalorien & Fette 2017/2018. Gräfe und Unzer Verlag, München 2016

Renate Göckel. Immer Lust auf immer mehr. Wenn Essen zum Problem wird. Herder Verlag, Freiburg, 2010

Bertram Eisenhauer. Weil ich ein Dicker bin. Szenen eines Lebensgefühls. C. Bertelsmann Verlag, München, 2016

Nicole Jäger. Die Fettlöserin. Eine Anatomie des Abnehmens. Rowohlt Taschenbuch Verlag, Reinbek bei Hamburg, 2016

Peter Walsh. Die Gerümpel-Diät. Bastei Lübbe Verlag, Köln, 2010

Literatur

Butryn ML, Phelan S, Hill JO et al (2007) Consistent self-monitoring of weight: a key component of successful weight loss maintenance. Obesity 15:3091–3096. https://doi.org/10.1038/oby.2007.368

Chevrier J, Dewailly E, Ayotte P et al (2000) Body weight loss increases plasma and adipose tissue concentrations of potentially toxic pollutants in obese individuals. Int J Obes Relat Metab Disord 24:1272–1278. https://doi.org/10.1038/sj.ijo.0801380

Deutsche Adipositas Gesellschaft (DAG), Deutsche Diabetes Gesellschaft (DDG), Deutsche Gesellschaft für Ernährung (DGE), Deutsche Gesellschaft für Ernährungsmedizin (DGEM). S3-Leitlinie: Interdisziplinäre Leitlinie der Qualität S3 zur „Prävention und Therapie der Adipositas". AWMF-Register Nr. 050/001 Version 2.0 (April 2014), S 1–106 publiziert bei AWMF online. Das Portal der wissenschaftlichen Medizin. www.awmf.org. (Website zuletzt eingesehen am 04. Mai 2020)

DGAV. Deutsche Gesellschaft für Allgemein- und Viszeralchirurgie, Chirurgische Arbeitsgemeinschaft Adipositas & Metabolische Chirurgie (DGAV, CAADIP). S3-Leitlinie: Chirurgie der Adipositas und metabolischer Erkrankungen. AWMF-Register Nr. 088-001 Version 2.3 (Februar 2018), S 1–151 publiziert bei AWMF online. Das Portal der wissenschaftlichen Medizin. www.awmf.org. (Website zuletzt eingesehen am 04. Mai 2020)

Flegal KM, Kit BK, Orpana H et al (2013) Association of all-cause mortality with overweight and obesity using standard body mass index categories: a systematic review and meta-analysis. JAMA 309:71–82. https://doi.org/10.1001/jama.2012.113905

Gesundheitsberichterstattung des Bundes. Daten aus Deutschland. Datenquellen des Statistischen Bundesamtes. Mikrozensus – Fragen zur Gesundheit.

© Der/die Herausgeber bzw. der/die Autor(en), exklusiv lizenziert durch Springer-Verlag GmbH, DE, ein Teil von Springer Nature 2020
M. Lewandowski, *Zu dick? Auch Sie können abnehmen!*,
https://doi.org/10.1007/978-3-662-61986-5

Body-Mass-Index der Bevölkerung, Jahr 2017. www.gbe-bund.de. (Website zuletzt eingesehen 04. Mai 2020)

The Global BMI, Collaboration Mortality, Di Angelantonio E, Bhupathiraju SN, Wormser D et al (2016) Body-mass index and all-cause mortality: individual-participant-data meta-analysis of 239 prospective studies in four continents. Lancet 388:776–786. https://doi.org/10.1016/S0140-6736(16)30175-1

Harris JA, Benedict FG (1918) A biometric study of human basal metabolism. Proc Natl Acad Sci USA 12:370–373. https://doi.org/10.1073/pnas.4.12.370

Keenan P, Wallig MA, Haschek WM (2013) Nature via nurture: effect of diet on health, obesity, and safety assessment. Toxicol Pathol 41:190–209. https://doi.org/10.1177/0192623312469857

Lean MEJ, Han TS, Morrison CE (1995) Waist circumference as a measure for indicating need for weight management. BMJ 311:158–161. https://doi.org/10.1136/bmj.311.6998.158

Nordmann AJ, Nordmann A, Briel M et al (2006) Effects of low-carbohydrate vs low-fat diets on weight loss and cardiovascular risk factors: a meta-analysis of randomized controlled trials. Arch Intern Med 166:285–293. https://doi.org/10.1001/archinte.166.3.285

NVL-Nationale Versorgungsleitlinie. Therapie des Typ 2 Diabetes. Bundesärztekammer, kassenärztlichen Bundesvereinigung, Arbeitsgemeinschaft der wissenschaftlichen Medizinischen Fachgesellschaften (AWMF). Kurzfassung. 1. Auflage, Version 4, September 2013: zuletzt geändert November 2014. AWMF-Register Nr.: nvl-0019, S 1–63. www.deutsche-diabetes-gesellschaft.de. (Website zuletzt eingesehen am 04. Mai 2020)

Bundesministerium für Ernährung, Landwirtschaft und Verbraucherschutz. Nationale Verzehrsstudie II. Die bundesweite Befragung zur Ernährung von Jugendlichen und Erwachsenen. Ergebnisbericht, Teil 1, 2008: S 1–144 (S 129/130: Häufigkeit des Übergewichts in Deutschland). Im Internet: www.bmel.de (Website zuletzt eingesehen am 04. Mai 2020)

Pearlman M, Obert J, Casey L (2017) The association between artificial sweeteners and obesity. Curr Gastroenterol Rep 19:64. https://doi.org/10.1007/s11894-017-0602-9

Prospective Studies Collaboration, Whitlock G, Lewington S, Sherliker P et al (2009) Body-Mass index and cause-specific mortality in 900 000 adults: collaborative analyses of 57 prospective studies. Lancet 373:1083–1098. https://doi.org/10.1016/S0140-6736(09)60318-4

Semlitsch T, Stigler FL, Jeitler K et al (2019) Management of overweight and obesity in primary care – A systematic overview of international evidence based guidelines. Obes Rev 20:1218–1230. https://doi.org/10.1111/obr.12889

Stroh C (2010) Qualitätssicherung – Qualitätssicherungsstudie. In: Weiner RA (Hrsg) Adipositaschirurgie. Operationstechnik, Komplikationsmanagement, Nachsorge. Elsevier, München, S 322–333

Stroh C, Weiner R, Benedix F et al (2014) Adipositas- und metabolische Chirurgie in Deutschland 2012 – Ergebnisse der Qualitätssicherungsstudie zur operativen Therapie der Adipositas (GBSR). Zentralbl Chir 139:e1–e5. https://doi.org/10.1 055/s-0033-1360227

Stunkard AJ, Harris JR, Pedersen NL et al (1990) The body-mass index of twins who have been reared apart. N Engl J Med 322:1483–1487. https://doi. org/10.1056/NEJM199005243222102

Suez J, Korem T, Zeevi D et al (2014) Artificial sweeteners induce glucose intolerance by altering the gut microbiotica. Nature 514:181–186. https://doi. org/10.1038/nature13793

Tsai AG, Wadden TA (2006) The evolution of very-low-calorie diets: an update and meta-analysis. Obesity 14:1283–1293. https://doi.org/10.1038/oby.2006.146

Weiner RA (2010) Adipositaschirurgie. Operationstechnik, Komplikationsmanagement, Nachsorge. Elsevier, München

WHO. World Health Organization. Technical Report Series 894. Obesity: Preventing and managing the global epidemic. Report of a WHO consultation. Geneva 2000. S i–xii, 1–253 (S 8: BMI-Formel, S 9: BMI-Klassen, S 11: Taillenumfang), ISBN 92 4 1208945, auch online im Internet: who.int (Publications) (Website zuletzt eingesehen am 04. Mai 2020)

Stichwortverzeichnis

© Der/die Herausgeber bzw. der/die Autor(en), exklusiv lizenziert durch Springer-Verlag GmbH, DE, ein Teil von Springer Nature 2020
M. Lewandowski, *Zu dick? Auch Sie können abnehmen!*,
https://doi.org/10.1007/978-3-662-61986-5

Printed in the United States
By Bookmasters